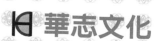

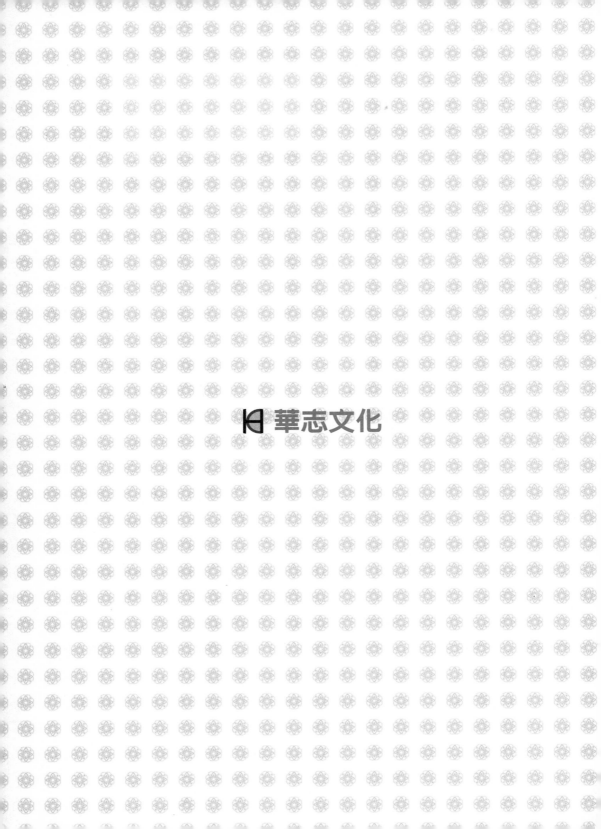

華志文化

目　錄

上篇　中醫養生的基本觀點和概念

第一章　藥食同源

食物是最好的藥，早在一千多年前，老祖宗就提出了「以五味、五穀、五藥養其病」的原則。我們日常所吃的食物，每一種都對人體有不同的功效，而在中藥材中，更有68種是屬於藥食同源的種類。這些就是食療養生的理論和實踐基礎。

第二章　陰陽

西醫認為人體是一個動態的平衡系統，中醫說：「陽勝則熱，陰勝則寒」，養生的關鍵即是陰陽調和。食療就是如老頑童所唸叨的那樣，透過「損有餘而補不足」來達成陰陽平衡，保障健康。

第三章　五行

五行是木、火、土、金、水五種變化運動的物質，古人是在五行歸類的基礎上以五臟為中心，以五行的相生、相剋關係來說明人體各部之間在生理過程中的關係，並以此進行分析、判斷、診治、調理。

第十三章　冬季黑色食材固腎

　　養腎的重要性已深日入人心，「冬而養藏」，養腎最好的季節
就是冬季。腎在五行中對應水，主藏精，是人體元氣的根本。養腎
要注意平時不要杞人憂天，保持心情愉快；可以多吃黑色的食物，
並適當吃得鹹一些些。

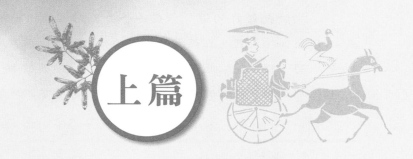

上篇

中醫養生的
基本觀點和概念

第一章　藥食同源

食物是最好的藥，早在一千多年前，老祖宗就提出了「以五味、五穀、五藥養其病」的原則。我們日常所吃的食物，每一種都對人體有不同的功效，而在中藥材中，更有68種是屬於藥食同源的種類。這些就是食療養生的理論和實踐基礎。

傳說中，白娘子遇到許仙哥哥，那是千年等一回。時至今日，可以說人類對藥物、保健的認識，也經歷了千年輪迴。

據說，世界衛生組織官方網站上曾有這樣一首無名詩：

西元前2000年，人們說：「來，吃這個根吧！」

西元1000年，祈禱的人說：「吃那個根的人不相信上帝！」

西元1850年，人們說：「祈禱的人迷信，來，喝這碗藥湯吧！」

西元1920年，人們說：「那碗湯沒用，還是吃這片藥吧！」

西元1945年，人們說：「那片藥也沒效果了，來吃青黴素吧！」

西元1955年，人們說：「哎呀，細菌突變了，改吃四環素吧！」

西元1960年以後，人們說：「天呀，細菌越來越強大了，改吃更高級的抗生素吧！」

西元2000年，人們說：「細菌勝利了，吃抗生素無異於慢性自殺，還是吃這個根吧！」

……

為了找救苦救難的靈丹妙藥，人們用了近四千年的時間。

曾以為無比強大的現代西藥也遇到了無法突破的困境。我在

《看病也需要智慧》一書中，曾在揭示濫用抗生素的可怕後果時說：俗話說「道高一尺，魔高一丈」，或者套用達爾文老先生的進化論，當我們大肆濫用抗生素狂轟濫炸時，被我們逼上梁山的細菌們也被迫在「適者生存」，只不過，它們的生存是以人類的病痛乃至死亡為代價罷了。這種細菌對人類的報復，是以我們濫用抗生素為前提的。

在這場細菌與人類的軍備競賽中，人類很有可能會落後甚至失敗──這是每一位醫生，每一位要求使用和自行使用抗生素的患者，都必須警惕的。而事實上，從細菌對青黴素的抗藥性、結核桿菌對鏈黴素的耐藥性增強，以及現在抗生素更新換代越來越比不上細菌對其適應的速度來看，從對非典（SARS）和流感的預防實踐來看，人類正在經歷一個輪迴──回歸自然食材、藥材。……這裡面當然就包括本書的重點：中藥和食養、食療。

事實上，我國民間有許多飲食風俗早已展現了食養的精神：比如，我們夏天會吃百合綠豆湯、綠豆米仁羹來清熱解暑；冬天喜歡用紅棗、枸杞、花生、桂圓、紅豆等熬煮臘八粥來溫補。這些原料中，百合、紅棗、枸杞、桂圓等既是食材，也是中醫常用的中藥。而在有些地區，連人參、黃耆、生地、黨參、當歸、川芎、白芍等中藥材也是劃歸食品管理的範疇的。在中藥材中，一共有68種是屬於這類藥食同源的種類，這也為我們進行食養、食療提供了充足的「子彈」。

老祖宗們對中藥的發現和應用，經歷了極其漫長的過程。可以這麼說，原始人從開始吃食物的第一天起，就已具備了醫生專家的資格了，因為這些偉大的食療先行者們，已經有意無意地以自己的生命和健康為代價，開始了波瀾壯闊的中藥養生實驗，話說這個過程具體是這樣的：

原始時代，「北京人」們在尋找食物的過程中，由於饑不擇食，不可避免地會吃下一些有毒甚至劇毒的植物，導致嘔吐、腹瀉、昏迷甚至死亡等中毒現象；同時，也會「瞎貓撞上死老鼠」，因為在偶然無意中吃了某些植物，將原有的嘔吐等症狀緩解甚至消除。儘管他們還只是處於認識醫藥的初級階段，但不可否認的是，經過無數次反覆試驗、口嚐身受，比較聰明點的原始人慢慢累積了辨別食物和藥物的經驗，也逐步累積了一些關於花花草草可以入藥的知識。於是以先懂帶動後懂，經過互通有無和情報資源分享，最終達成大家都懂的原始共有主義，這就是早期植物藥的發現。所以《史記》中說：「神農氏以赭鞭鞭草木，始嚐百草，始有醫藥。」換句話說，現在講食療，其實並不是什麼新名詞，因為幾千年來，我們一直在這麼做。

「神農嚐百草」過後，隨著時代的發展，醫學的進步，在古代智者先驅的以身作則之下，古人展開了轟轟烈烈的醫藥大開發、大發展。藥物的來源也由野生、自然生長逐步發展到人工栽培，並由動、植物擴展到天然礦物及人工製品，用藥知識與經驗也與時俱進，記錄和傳播這些知識的方式、方法也就由最初的「識識相因」、「師學相承」、「口耳相傳」發展到文字記載。

所以，相較現代西藥，古老的中藥是很有歷史淵源和講究的。

據現在可查的正式文字記載，中藥可追溯到西元前一千多年的西周時代（西元前1066～西元前771年），那個時候歐洲人還穿著樹皮在樹林裡覓食呢，而我們的祖先已經對中藥有了很經典的總結和論述，如《尚書‧說命篇》云：「藥不瞑眩，厥疾弗瘳。」《周禮‧天官冢宰下》謂：「醫師掌醫之政令，聚毒藥以供醫事」以及「以五味、五穀、五藥養其病」。

到了春秋戰國時期，當時的醫家在樸素的、唯物的陰陽五行學

說思想指導下，高舉人和自然和諧統一的偉大旗幟，總結了前人的醫學成就，終於有《黃帝內經》的問世，奠定了我國醫學發展的理論基礎。

比如《素問・至真要大論》提出的「寒者熱之，熱者寒之」，就是我們食養食補的核心指導思想，比如用寒性食材如西瓜、梨等清熱解渴，用牛肉、羊肉溫中補虛抵禦寒冷，飲熱性的生薑紅糖水來緩解腹中冷痛等。

再如《素問・藏氣法時論》所闡述的五味之用「辛散」、「酸收」、「甘緩」、「苦堅」、「鹹軟」等，是四氣五味學說的理論基礎，是食療的指路明燈，如女性生理期間腹中冷痛，飲生薑紅糖水，就是用生薑的辛熱來散寒；而《素問・宣明五氣篇》「五味所入，酸入肝、辛入肺、苦入心、鹹入腎、甘入脾，是為五入」，則是中藥歸經學說的先導，也是我們選擇食材養生的依據；《素問・陰陽應象大論》「味厚者為陰，薄者為陰中之陽；氣厚者為陽，薄者為陽中之陰」等，是後世中藥升降浮沉學說的理論依據。同時，《素問・藏氣法時論》中所提出的五臟苦欲補瀉及五運六氣與用藥的關係，更是直接指導了中藥的臨床應用。這些，在後文中都會有具體的闡述和舉例。

可以這麼講，本書的理論核心就是「陰陽調和」、「藥食同源」理念，具體的五色食物養五臟的食療等都根源於此。

第二章　陰陽

西醫認為人體是一個動態的平衡系統，中醫說：「陽勝則熱，陰勝則寒」，養生的關鍵即是陰陽調和。食療就是如老頑童所唸叨的那樣，透過「損有餘而補不足」來達成陰陽平衡，保障健康。

談養生，有兩個基本前提，一是「用什麼」養生，一是「養誰的」生。上面講了食材和中草藥的來歷，部分解決了「用什麼」養生的問題。為什麼說是部分解決呢？因為那麼多藥材、食材，怎麼用是個大問題。

怎麼用？第一牽涉到指導思想原則，我們中國人從來都是講原則、注重用先進的思想理論指導人的；第二牽涉到具體的方法，那個太複雜，放到後面去講，這裡先提指導思想──陰陽平衡、五行相生相剋。

什麼是生病？何謂健康？簡言之，人體是一個動態平衡系統──就像一方裝滿清水的水池，一根進水管與一根出水管以相同的流量進、出水，於是，水池裡總是一池滿滿的水，而且是活水──這就是健康的狀態。當進水流量或者出水流量過大或過少，水池就會溢出或不滿，或一池死水，這就不正常，類似機體的生病。這個比方，是從西醫「人體是個動態平衡的自穩態系統」的角度來解釋的，其實，我們老祖宗的「陰陽平衡」、「整體協調」的養生觀也就包含這個意思，也算是殊途同歸了。

◎ 一、什麼是陰陽

　　陰陽五行大家其實並不陌生，但它們到底有哪些內涵，跟健康養生又是怎麼扯上關係的呢？

　　陰陽源於中國古代的哲學思想，古人認為萬物都有「陰」、「陽」兩個對立面，以陰陽來解釋自然界的各種現象，例如天是陽，地是陰；日是陽，月是陰。

　　古人認為，陰陽的對立和統一是萬物發展的根源。在方位上，他們稱山南水北為陽，山北水南為陰（《愚公移山》裡就有這個說法）。在代指方面，一般來說：

　　陽代表事物具有動的、活躍的、剛強的等一方面的屬性，例如，運動、剛強、活躍、興奮、積極、光亮、無形的、上升的、外露的、輕的、熱的、增長、生命活動等。

　　陰代表事物具有靜的、不活躍、柔和的等另一方面的屬性，例如，安靜、柔和、不活躍、抑制、消極、晦暗、有形的、下降的、在內的、重的、冷的、減少、肉體等。

　　比如在人體中，氣屬陽，血屬陰；臟屬陰，腑屬陽；而如果更具體到五臟，則心肺在上屬陽、肝腎在下屬陰；就腎而言，腎所藏之「精」為陰，腎的「命門之火」屬陽。

　　《素問・陰陽應象大論》說：「陰陽者天地之道也，萬物之綱紀，變化之父母，生殺之本始，神明之府也，故治病必求於本。」翻譯成大白話，就是：對立統一是一切事物的根本法則，一切事物都不能違背這個法則而存在。事物的變化是由其本身陰陽兩個方面，不斷運動和相互作用形成的，事物的生成和毀滅都是來自於這個根本法則，這就是自然的一切奧妙所在。所以要想治好病，就必須從這個根本問題——陰陽上求得解決。

　　所以，對於食療而言，大家要注意的是自身體質是偏陰還是偏陽，自己的症狀是陰證還是陽證，再就是食材是陰（寒）性還是陽（熱）性的。

　　比如，冬天大家喜歡吃羊肉火鍋，歷來作為補陽佳品的羊肉性味甘熱，食後可以促進血液循環、溫中禦寒。而火鍋調料裡面的胡椒、乾薑、小茴香、肉桂等大多具有回陽、溫中、和胃等功效。那麼，對於畏寒怕冷、四肢不溫、腰脊痠疼、性欲減退等寒性體質或陽虛症狀的人來說，吃羊肉火鍋可以立即產生暖身強體或改善症狀的效果，是一種非常適合的飲食。但是，對於熱性體質或陰虛內熱、相火熾熱的人來說，羊肉火鍋就是火上加油的「毒湯」了，很有可能引起發熱、口乾、鼻出血、痰血、便祕出血等問題。為什麼會這樣呢？就是因為陰陽不調和，補反了。

◎ 二、陰陽症狀

　　人體陰陽失去平衡後，就會表現出各種症狀來，古人對症狀的分類，也是用陰陽來代表和說明的。陽證一般表現的症狀是：發熱、口渴、脈數（快）等，這類症狀，古人又稱為熱（陽）證。陰證一般表現的症狀是：不發熱、口不渴、手足冷、脈遲（慢）等，這類症狀，古人又稱為寒（陰）證。這就是《內經》所說的：「陽勝則熱，陰勝則寒。」

　　中西醫的一個很大區別，在於精確量化。西醫可以檢查人體的酸鹼值PH值具體是多少，血液中白血球比率是多少，甚至測出大腦中蝶骨蝶鞍的直徑是多少（大了或小了都可能是有問題）等等，而中醫無法用一個很明確的數值來標示我們每個人的「陰陽值」是多少。但是，這並不表示中醫就是空對空的弄玄虛，我們還是可以

感覺得到自己陰陽是否調和，以下為幾種常見和典型的陰陽失調的表現和症狀：

1、陽盛

表現為精神亢進，身體功能過度活躍，內熱，損耗體內液體；症狀為發熱、口渴、大便乾結、頭痛、失眠、煩躁不安等。

2、陽虛

表現為身體功能衰退，懶得活動或活動力減弱，內寒；症狀為無力、肢冷畏寒、自汗、小便清長、大便稀溏等。

3、陰盛

如果是陽虛而陰盛，表現為少氣賴言，身體寒慄；而陰盛則內寒，肢冷，自汗等。

4、陰虛

表現為身體陰分不足、口燥咽乾、皮膚乾燥、內分泌失調、內熱、手足心熱等。

當出現這些症狀之後，對症下藥，一般是可以藥到病除的。但是有一點，這只是泛泛而論，每個人的實際情況不一樣，治療也千差萬別。如果僅僅只憑這些，那豈不是馬上可以去找偏熱或偏寒的食材、藥材來「對症治療」，中醫師當然沒有這麼簡單容易當的。

◎ 三、陰陽互根

看上面，似乎陰陽是非此即彼、你死我活的對立關係，其實陰

陽並非總是對立的，也相互依賴而生。看過或聽過評書《楊家將》的，想必對裡面的孟良、焦贊哥倆印象深刻。這哥倆在一起容易吵架鬥嘴，但卻是孟不離焦、焦不離孟，陰陽也是相互離不了。不知道孟良、焦贊的，可以看手中的硬幣，就如同一枚，可以分正面和反面或者上面、下面，但是你不能把它完全分開。

中醫學有「陽根於陰，陰根於陽」，「孤陰不生，獨陽不長」和「無陽則陰無以生，無陰則陽無以化」的說法。意思是說，陽依附於陰，陰依附於陽，在它們之間，存在著相互資生、相互依存的關係──也就是任何陽的一面或陰的一面，都不能離開另一面而單獨存在。比如人體的四肢，各種營養物質是四肢功能活動的物質基礎，有了足夠的營養，四肢功能活動就表現得旺盛，否則就沒力氣動，甚至肌肉萎縮動不了。另一方面，營養物質的來源，又是依靠內臟的功能活動吸取的，四肢不動，胃腸蠕動就差，那麼對營養物質的吸收就差，導致沒有足夠的能量供四肢運動……彼此相互作用和影響，人體健康這個「水池」裡的水才能持動態平衡，健康狀態才得以保持。

◎ 四、陰陽消長

除了「陰陽互根」，還有「陰陽消長」。所謂陰陽消長，指陰陽雙方在對立互根的基礎上永不停歇地運動變化著，不斷出現「陰消陽長」與「陽消陰長」的現象。就像四季互易，氣候變化，從冬至春至夏，由寒逐漸變熱，是一個「陰消陽長」的過程；而由夏至秋至冬，由熱逐漸變寒，又是一個「陽消陰長」的過程。由於四季氣候陰陽消長，所以才有寒熱溫涼的變化，萬物才能生長收藏。如果氣候失常，比如大陸地區今年先是西南大旱，後來又長江流域暴

雨，這就是陰陽失衡，就會產生災害。具體到人體，比如寒屬陰，陰盛則見寒證，像受涼後出現的胃寒腹痛、腹瀉等；熱屬陽，陽盛則見熱證，如一般的急性肺炎有高熱口渴、皮膚紅等急性熱病症狀。

再如，運動過後體溫上升，就要透過出汗或者脫衣服散熱；天氣太冷，就得添衣服保暖。否則，過熱或發燒，就會導致體內電解質紊亂，或者酸鹼平衡失調，機體功能失衡，那就是生病。這時候，食療就可以發揮很大的作用了，比如肝臟陽亢，而綠豆性寒，喝點綠豆湯，就用綠豆湯的陰涼解了肝臟的陽熱。

此外，還有些虛弱的病症，其發病機制不是因為陰或陽的偏盛，而是因為偏虛。如果某臟腑的陰偏虛，稱為「陰虛」，這是因為陰消而導致「陽」相對的突出，因為熱屬陽，故陰虛見熱證。這種現象稱為「虛熱」。同理，如果某臟腑的陽偏虛，此為陽消，稱為「陽虛」，此時「陰」相對突出，因寒屬陰，故陽虛見寒證，這種現象稱為「虛寒」。

◎ 五、陰陽轉化

這一點，其實人們早有體會，並有非常簡單的概括，即「物極必反」。如果說「陰陽消長」是一個量變過程的話，轉化便是質變的過程。《素問‧陰陽應象大論篇》：「陽勝則陰病，陰勝則陽病。陽勝則熱，陰勝則寒。重寒則熱，重熱則寒。」用白話說，就是人體內若陽氣偏旺，陰氣就必然受損；相反地，陰氣為主，陽氣則受抑制。陽氣旺盛會產生熱證，陰氣至極會產生寒證。寒到極點會生內熱，熱到極點也會生內寒，即寒證。

有些朋友可能會奇怪，按照這種說法，寒「極」便有可能向

熱的方向轉化，熱「極」可能轉寒，這可能嗎？臨床上常可見某些急性熱病，由於邪熱極重，大量耗傷機體正氣，在持續高熱過後，突然出現體溫下降、四肢厥冷等一派陰寒危象，這種病症變化，就屬於由陽轉陰。若搶救及時，處理得當，可以使正氣恢復，四肢轉溫，是為由陰轉陽，病情好轉。

還有一個很多人深有體會的例子，大冬天，家裡暖氣壞了，很冷，四肢冰冷，可是持續幾天之後人卻反而出現了嘴角起泡，口裡說話噴出的氣像吐火或者大便很乾燥、便祕，這就是外寒內熱。此外，臨床上常見的各種由實轉虛、由虛轉實等病證變化，也是陰陽轉化的例子。

正是因為陰陽是會轉化的，平時飲食就一定要注意，即便是合適的食物，也不能吃過量。比如，銀耳滋陰潤肺，養胃生津，有益氣、強心、補腦等功效，很適宜於身體虛弱、營養不良以及產後、病後虛弱的熱性體質的人食用。但是，如果大吃特吃，吃過量了，日久有可能損陽敗腎。所以食療也要講究量和度，使身體達到動態的平衡即可。這就是下面即將講的：陰陽調和。

◎ 六、陰陽調和

正因為陰、陽不能獨存，就像不能只有白天或老是黑夜，所以陰陽要轉化。轉化就是為了達成調和。

比如今年大陸地區西南大旱，然後東南暴雨水災──因為雨下的地點和時間不對，就不調和。人的身體或某個臟器的陰盛或陽衰，也類似於東南的暴雨或西南的大旱。下雨或出大太陽本身沒有錯，錯的是同一個地方雨太大或太陽太猛，肝陽盛或腎陰虛也就類似肝臟天天曝曬或腎臟天天暴雨，那不出問題、不生病才怪呢！怎

麼解決這個問題呢？讓肝臟曝曬的力道小一點，曬兩天了趕緊下場雨，比如透過吃芹菜、綠豆湯等陰（寒）性食材來改善陽熱，達成調和。

　　大致講過了陰陽的相互關係和內涵，陰陽理論如何應用於身體保健就不言而喻了。金庸先生著的《射雕英雄傳》裡老頑童教郭靖背《九陰真經》，開篇就是「天之道，損有餘而補不足」，雖然《九陰真經》是虛構的，這句話是來源於老子的《道德經》，但理就是這個理。上面那句話翻譯成白話就是「自然的法則，是損減有餘來補充不足」，應用到中醫治療上就是：利用藥物扶正祛邪，消除病因，恢復臟腑的正常生理功能，糾正陰陽氣血偏盛偏衰以治癒疾病，恢復健康。

　　中藥種類雖多，但就其性能也不外乎陰陽兩類。從藥性來看，寒涼屬陰，溫熱屬陽，按照「損有餘而補不足」的治療原則「調整陰陽，以平為期」，針對陰陽盛衰，採取補其不足，瀉其有餘之法，使陰陽偏盛偏衰的異常現象得到糾正。臨床上借助不同的藥材所偏向的陰性或陽性來糾正人體陰陽之偏，達到「陰平陽祕」的效果，於是「精神乃治」，也就是病好了。具體來說，所謂陽虛和陰勝則寒，治法為寒者熱之（用熱藥）；陰虛和陽勝則熱，治法為熱者寒之（用寒藥）；如果正氣不足，治法為虛者補之；邪氣偏勝，治法為實者瀉之；陰不足、陽偏亢，治法為滋陰潛陽；陰陽兩者均不足，治法為滋陰助陽（陰陽雙補）。

　　雖然彎彎繞繞說了一大篇陰陽理論，其實中醫治療原則道理非常簡單，即所謂「寒者熱之，熱者寒之，實者瀉之，虛者補之」，一言以蔽之就是「多了就減，少了就補」──太熱了就想法降溫冷下來，太冷的想辦法加熱升溫，河裡的水太多了就放一點出去免得沖垮堤壩，哪方面太虛弱了就進補，直到達成陰陽調和。這些簡單

的道理，每個人都能理解和實踐。

比如，根據前面講的陰陽偏屬，如果知道自己是寒性體質，那麼飲食方面就要注意多吃溫（熱）性食物，比如南瓜、韭菜等；如果是熱性體質，那麼飲食方面可以多吃一些偏涼性的食材，比如冬瓜、芹菜之類；氣虛，喝點人參湯來補氣；血虛，時而弄點紅棗粥來氣血雙補；而如果氣太甚，那就弄點白蘿蔔湯喝，泄一些氣……這樣「寒者熱之，熱者寒之，實者瀉之，虛者補之」，達成陰陽調和，哪裡會病得起來？

基於這個原則，後文具體教大家如何判定自身體質，自測各個臟器是否有偏盛或偏虛，也列舉了很多不同食材的性味、可以補益哪些臟器，大家可以自行據此選擇相關食材、藥材，在家裡用飲食調養陰陽偏衰。在中醫理論基礎上，用食材養五臟完全是可行的。

第三章　五行

> 五行是木、火、土、金、水五種變化運動的物質，古人是在五行歸類的基礎上以五臟為中心，以五行的相生、相剋關係來說明人體各部之間在生理過程中的關係，並以此進行分析、判斷、診治、調理。

講過了陰陽，接著說五行。看了前文後，大家雖然可以大致判定陰虛陽盛之類了，然而真正要據此做食療或飲食保養卻還不夠。古人是在五行歸類的基礎上，以五臟為中心，以五行的相生、相剋關係，來說明人體各部之間在生理過程中的關係。在病理情況下，也以這種關係分析判斷病情，所以還需要瞭解五行的基本知識，細化到各個不同的人體器官，一一對應。

○ 一、什麼是五行

所謂五行，「行」是運動，即是金、木、水、火、土五種變化運動的物質，是古人為了說明自然界的一切現象而產生出來的。由於我國傳統的哲學方法鮮為人知，一般都以西方邏輯方法來解釋，結果將以形象化方式表述的地球萬物的「金木水火土」，說成是具體微觀的五種元素，這實際上是將陰陽五行的宏觀內涵徹底否定了。

中醫哲學裡的陰陽五行，實際包含有時間、空間、方位、運動方向、動物、植物、礦物、情感、顏色、氣味、聲音以及動靜狀態等各種方面。當只是籠統地提陰陽五行時，這些沒有具體所指，

但是在具體的每一行中，這些內涵就有了具體所指，是微觀了。同時，古人還以五行之間的相生、相剋關係來解釋事物之間的相互聯繫，認為任何事物都不是孤立、靜止的，而是在不斷的相生、相剋的運動之中維持著協調平衡。當身體的各個器官及其功能都是協調平衡時，那麼人體就是健康的；反之，就像上文所打過比方的水池，水漫出或不滿，或死水一潭不循環，那就病了。

對於五行中每一行所包含的屬性，即具體所指，是必須弄清楚的，否則，就無法理解中醫學的養生觀。

五行中各行屬性簡介如下：

木——代表生氣旺盛的——「木曰曲直」，其性剛勁，木的性能是向上、向四旁舒展的。

火——代表炎熱的、向上的——「火曰炎上」，一切火焰都是向上生的。

土——代表具有營養作用的——「土曰稼穡」，因為土是萬物之母，沒有土就不能生長萬物。

金——代表具有摧殘殺傷作用的——「金曰從革」，武器都是金屬做的，這個道理好懂。

水——代表寒冷的、向下的——「水曰潤下」，水都是向下行的。

上面列舉了半天，似乎沒什麼實際作用，和養生無關。其實不然，因為中醫中這五行，不僅對應於五臟，還對應相應的方位、時節等等。具體見下表：

◀ 表1-1　五行對應關係表

五行	木	火	土	金	水
五色	青	赤	黃	白	黑
五臟	肝	心	脾	肺	腎
五方	東	南	中央	西	北
五氣	風	暑	濕	燥	寒
在時	春	夏	長夏	秋	冬
在竅	目	舌	口	鼻	耳
在志	怒	喜	思	悲	恐
其臟	魂	神	意	魄	志
其音	角	徵	宮	商	羽
其臭	臊	焦	香	腥	腐
其味	酸	苦	甘	辛	鹹
其液	泣	汗	涎	涕	唾
其合	筋	脈	肉	皮	骨
其腑	膽	小腸	胃	大腸	膀胱

　　如何看這個表呢？

　　簡單地說，比如木行和春天、東方、向上的運動方向、青色、酸味等相對應，在臟為肝；那麼具體應用上，春天萬木生發，在生長化收藏的過程中，屬於「生」的一環，養肝的時間最好就在春天，吃青色食材、酸味食品；春季多風，結合人體肝臟性喜條達舒暢，象徵著木和春的情況。

　　而五臟中的肝和六腑中的膽是表裡關係，在竅為目，也就是肝開竅於目，所以肝臟損傷或有問題從眼睛就可以看出來；在五體中主筋，故肝病每多出現目病或抽筋（痙攣）的症狀；而其志在怒，就是在五志中主怒，怒傷肝，這個大家都很熟悉，因為我們常常說

一個人大發脾氣叫「大動肝火」。為什麼「大動肝火」就傷肝呢？因為肝對應於木，火燒起來自然就把木頭燒壞了；為什麼容易動肝火呢？因為木生火⋯⋯把以上這些自然現象和生理與病理現象聯繫在一起，就可以把木、春、肝、膽、目、筋、怒、青等一系列的事物和現象，歸屬於木這一類之下，形成了一個系統。

這麼一講，當然就很複雜了，所以我們後面再慢慢細述。

其他，像火行對應夏天、南方、浮在上方的運動方式、紅色、苦味、在臟為心；土行對應長夏、中位、上下左右運動兼有、黃色、甘味、脾臟；金行對應秋季、西方、向下的運動方向、白色、辛味、在臟為肺；水行對應冬季、北方、沉在下方的運動方式、黑色、鹹味、腎臟等等，讀者朋友可以像分析「木行」那樣自己去分析琢磨。

從五行各自的內涵看，就可以知道，季節、氣味、顏色等均有了具體所屬，並與各臟器都有關係，中藥中的四氣五味、升降沉浮，也都被包括在內了，這些正是我們養生所要遵循的法則和理論依據。

◎ 二、五行相生相剋

五行的關係，不是固定的，而是一種動態平衡，這個也好理解，因為運動是永恆的，靜止是相對的。五行的動態平衡，表現為相剋、相生、制化、相乘、相侮，說起來比較複雜，簡言之就是相生相剋的各種轉化及其過程，在這個過程中達成一種平衡的結果，就如前面舉過的水池的例子。平衡了，就一切OK，否則，人心裡不平衡，就「不平則鳴」要生氣，要討說法或出氣弄出事端。氣候不平衡，就會出現災禍；桌子擺得不平衡，放在上面的杯子就會掉

下去；而五臟六腑不平衡，那人自然就會生病。

　　為什麼會有相生相剋呢？也是為了達成平衡。用一個猜拳遊戲來舉例：雞、老虎、棒子、蟲子之間的相生相剋——棒子打老虎，老虎能吃雞，雞可以吃蟲子，蟲子可以啃掉棒子。如果這幾者之中哪一個太多或被拿掉，那就大事不好。假如沒了棒子，老虎就無法無天，大吃特吃，固然把雞都吃了，自己也會餓死，大家都得死翹翹。所以必須達成一種平衡，中醫養生的核心觀點就是講究平衡（其實西醫講電解質平衡等也是如此）。

1、相生

　　生，含有資生、助長、促進的意義。五行之間，都具有互相資生、互相助長的關係，這種關係簡稱為「五行相生」。

　　五行相生的次序是：

木生火，火生土，土生金，金生水，水生木。

　　在五行相生的關係中，任何一行都具有（它）生我與我生（其他）兩方面的關係，也就是母子關係。生我者為母、我生者為子。以水為例，生我者為金，則金為水之母；我生者是木，所以木為水之子。其他四行，以此類推。由於肝屬木，心屬火，脾屬土，肺屬金，腎屬水，結合五臟來講，就是肝生心，心生脾，脾生肺，肺生腎，腎生肝，產生了資生和促進作用。

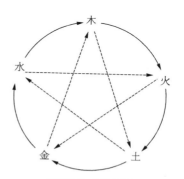

五行生相剋圖
　　——➤　表示相生
　　……➤　表示相剋

這個怎麼理解呢？木生火，這個道理小孩都懂，木柴燃燒生火；火生土，火燒成的灰就是土；土生金呢？礦物質和人人喜歡的黃金白銀不都是來源於土中嗎？金生水，鋼鐵廠的金屬熔化後鐵水奔流；水生木，比如最近有地方鬧旱災，沒有水樹木都乾死了；再循環到木生火——古人鑽木取火……

為了大家記憶方便，可以參照下表。

◀ 表3-2　五行相生想像記憶表

五行相生	想像記憶圖
木生火	古人穿著樹葉裙鑽木取火
火生土	小時候沒瓦斯，木柴燒過的灰燼變成泥土
土生金	礦工在泥土裡挖礦淘金
金生水	鋼鐵廠的工廠裡鐵水奔流
水生木	一陣春雨後竹筍都冒出來了

運用到養生治病又如何呢？比如，水生木，對應於五臟保養和治療就是腎生肝，腎精能滋養肝脾不和證，即「水能生木」。當「腎水」不足時，肝木失養，病人出現「肝陽上亢」等水不涵木的病證，治療時要滋水涵木，肝陽上亢的證候可以得到改善。再比如，脾益肺（土生金），脾對應土，主消化系統，負責提供人體所需的各種營養。脾氣健運，將飲食精微運輸給肺，這樣我們才有生命力，有呼吸，有「氣」，所以說土生金（肺）。當脾虛精微不升，廢濁不降，容易產生痰濕，出現痰多，咳嗽等肺的症狀，治療則需健脾化痰，因此有「培土生金法」健脾補肺，事實上，中醫用健脾以治療肺虛的疾病，往往取得較好的效果。

2、相剋

所謂相剋即相互制約、排斥或克服，五行之間，都具有相互制約、相互克服，相互阻抑的關係，古人藉五行相剋的關係來說明事物有相互拮抗的一面。具體是：木剋土、土剋水、水剋火、火剋金、金剋木。結合五臟來講，就是肝剋脾，脾剋腎，腎剋心，心剋肺、肺剋肝，前者對後者發揮制約和阻抑的作用。

為了便於理解，可以參見下表。

表3-3　五行相剋想像記憶表

五行相剋	想像記憶圖
金剋木	斧頭砍倒了樹
木剋土	樹根抓住了泥土
土剋水	兵來將擋，水來土掩
水剋火	消防員高壓水龍滅火
火剋金	火中煅金

這裡所說的相剋，都是指正常情況之下。實際上，事情遠非如此簡單。還有兩種類似相剋，但又不是相剋的病理狀態，比如相乘和相侮。

「乘」是以強凌弱、克制太過的意思。相乘與相剋的次序是一致的，即木乘土，土乘水，水乘火、火乘金，金乘木。簡單一點的解釋，相乘可以理解為過度的相剋，是五行之間異常的克制現象。當克制超過一定的限度之後，結果和正常的相剋會有所差異。

比如木剋土，土生金，金剋木，是正常的，可以達成一種平衡。但是當木氣太過，也就是木把土剋得太厲害之後，即過強的木剋土，土被乘更虛，而不能生金，這就不是正常狀態了，這時候金

就不能對木加以正常的制約，故金虛弱，無力制木。

這個有點複雜，但是看明白之後，有的朋友就會說，何必這麼彎來繞去呢，剛才這個例子，還是木剋土，沒問題啊。是的，問題不在理論，問題在臨床上：比如，肝木乘脾土，即肝（木）的生理功能失常，影響脾胃，導致消化功能紊亂，即肝氣犯胃（土），則臨床上見肝脾不和證。那麼治療時一般採取「培土抑木」（疏肝健脾）的方法，也就是治理胃不適時，不單針對腸胃，還要疏理肝氣。對比上面「相生」裡面所舉的「培土生金法」的例子，這個就複雜一些，不僅僅「加土」，還多了一個減小對「土」限制的措施──「抑木」，原因就是不僅是「木剋土」，而是剋得更厲害的「木乘土」。那麼，表現在針對具體病例和病人的時候，藥材和劑量當然會有所差異。

相侮規律中，侮，是欺侮的意思，也可以說是反侮。講白一點，就是反剋。如果說正常的相剋是上級訓下級，相侮就類似於下級訓上級，這當然也是一種反常。從五行生剋規律來看，同屬病理的反常現象。相侮的次序與相剋相反，即是：木侮金，金侮火，火侮水，水侮土，土侮木。打個比方，水氣有餘，便剋害火氣，這是正常的相剋；土剋水，小時候課文裡學過的，大禹先生的父親鯀治水之初，用息壤把洪水給堵住了，這是正常的相剋。但是，後來洪水太大了，又會反過來侮土，把堤壩都給沖垮了，這時土不僅剋不了水，反而被水給剋了，這就是五行相剋中的相侮。同樣，如果水氣不足，則土來乘之，火來侮之，這都是由於「太過」和「不及」出現的反常現象。

其實，所謂相生相剋、相乘相侮，日常生活中有個不很恰當但是相似的例子──店大欺客，客大欺店，但是另一方面，開店離不開客戶，客戶也需要有店才方便。所以說到這裡，又回到了老話

題：「平衡」。

　　養生之道，重在平衡。不管是中醫講陰陽調和、五行相生相剋地達成平衡，還是西醫學的細胞異化大量分裂增殖癌變，或者用藥劑量不足無法殺死病菌，都是要追求和諧、協調。多了就「相乘」固然不行，少了就有可能「相侮」，也不行，我們一定要恰到好處地「損有餘而補不足」。至於如何做到「恰到好處」，這就要靠經驗和技術了，有賴自己多學習、摸索和實踐。

　　莊子講：「治大國如烹小鮮」，我的看法，既然中國人個個都是美食高手，做菜時油鹽醬醋能加得恰到好處，那麼只要有心、用心，在日常生活中注意自測各個系統有無偏衰，做好五色寒涼食材搭配，適時糾正食養五臟，自己在家食療養生，也一定可以達成陰陽調和，把五臟六腑之間的「損有餘而補不足」做到「恰到好處」。

第四章　四診

四診是診察疾病的四種基本方法，瞭解其相關的知識，可以幫助我們更準確地掌握自己身體的狀況，對症進行食療養生。

很多人都曾聽說過或者在電視、電影裡面看到過這樣的情節——某個醫術高明的老中醫，連病人（一般是小姐、公主、王妃什麼的）的面都沒見著，用一根細線搭在對方的手腕上把脈，就確定了病因、病情，然後蘸墨揮毫，開出藥方，結果病人藥到病除皆大歡喜。

這個情節或許有些誇張，卻形象地展示了中醫的四大診斷手段「望聞問切」之一的「切脈」。這裡要講的四診，就是「望聞問切」。

其實把這部分內容放在這裡，也是不得已。照理說，剛開始就要講，因為前面講陰盛陽衰等等，都會牽涉到如何判斷是陽盛還是陰盛，判斷的方法就是根據「望聞問切」四診。但是，在前面講還是有所不便——比如，透過「望」診，看到一個人臉色蒼白或者面色血紅，會提這個人可能是「陽虛」或者「陽盛」，讀者朋友可能還是會一頭霧水：「陽虛」或者「陽盛」又是什麼意思呢？這麼糾結，就有點像陷入「到底是先有雞再有蛋，還是先有蛋再有雞」一樣的循環了。考慮再三，把四診的內容放在陰陽五行之後，和後面將要講到的「五型體質」、「五臟六腑」之前，基本上前後兼顧。

○ 一、什麼是四診

書歸正傳，前面已經提到四診就是「望聞問切」的統稱。所謂四診，也叫診法，是診察疾病的四種基本方法。

「望診」：簡單地說就是看，是透過對患者的全身或局部以及排泄物進行有目的之觀察，以瞭解病情，測知臟腑病變。

「聞診」：是指透過聽聲音、嗅氣味以辨別患者內在的病情。

「問診」：是透過對患者或陪診者的詢問以瞭解病情及有關情況。

「切診」：是診察患者的脈候或按壓觸摸身體其他部位，以測知體內、外變化的情況。

要強調的是，一般要綜合應用四診所獲得的資訊來診斷，也就是「四診合參」，千萬不能以一診代四診就判定病因、病情。同時，對於症狀、體徵與病史的收集一定要審察準確，不能草率從事。

也許有朋友就會說：「說得這麼複雜，其實不就是看一看，聽一聽，聞一聞，問一問，然後摸一摸嘛，這個很簡單吧，有必要專門拿出來大張旗鼓嗎？」您可別小看這一看一聽一聞一問一摸，這裡頭學問實在是太大了。下面也只是大致說一下。

○ 二、望診

望診的內容主要包括：觀察人的神、色、形、態、舌象、絡脈、皮膚、五官九竅等情況，以及排泄物、分泌物的形、色、品質等。為了方便敘述，這裡將望診分為整體望診、局部望診、望舌、望排出物等四項（還有望小兒指紋等太複雜，就不講了）。其中舌診和面部色診雖屬頭面五官，但因舌象、面色反映內臟病變較準

確，實用價值較高。

整體望診是透過觀察全身的神、色、形、態變化來瞭解疾病情況。

望神，重點是觀察病人的精神、意識、面目表情、形體動作、反應能力，尤其是眼神的變化，以此來瞭解五臟精氣的盛衰和病情輕重與預後。望神的內容包括得神、失神以及神氣不足、神志異常等。比如，得神一般表現為：神志清楚，語言清晰，面色榮潤，表情豐富自然，目光明亮，反應靈敏，動作靈活。失神的表現一般為：精神萎靡，言語不清，或神昏譫語，面色晦暗，表情淡漠或呆板，目暗睛迷，反應遲鈍，動作失靈，出現強迫體徵，呼吸氣微。而神氣不足表現為：精神不振，健忘困倦，聲低懶言，怠惰乏力，動作遲緩等，多屬心脾兩虧或腎陽不足。另外，神志異常也是失神的一種表現，一般包括煩躁不安及癲狂等。

這一說，是不是就比較複雜了？當然，複雜也有複雜的好處，複雜的另一面是「細緻」，我們可以據此來觀察自己或身邊的人，一一對號入座。而要做食養，這些就是對症食療食補的重要依據。

望色，說白了就是觀察患者面部顏色與光澤。所謂顏色就是色調變化，光澤則是明暗度變化。古人把顏色分為五種，即青、赤、黃、白、黑，稱為五色診（這又回到前面的五行關係對應表了，所以那個表大家一定要記熟，它是本書的核心）。五色診的部位既有面部，又包括全身，因為五色的變化在面部表現最為明顯和直觀，所以，常以望面色來闡述五色診。

那麼具體又是怎麼觀察的呢？關鍵是識別常色與病色。古人認為常色是人在正常生理狀態時的面部色澤，常色又分主色和客色。所謂主色，是指人終生不改變的基本膚色、面色。由於民族、體質等的不同，每個人的膚色不完全一致。像中國人屬於黃色人

種，一般膚色都呈微黃，所以古人把微黃認為是正色，當然有些人可有略白、較黑、稍紅等差異。與之相對，客色是怎麼回事呢？古人認為，因為人是在自然環境中生活，由於生活條件的變動，人的面色、膚色也會相應變化，這就叫做客色。例如隨四時、晝夜、陰晴等天時的變化，人的面色都會有相應的改變。此外，由於年齡、飲食、起居、寒暖、情緒等等變化，也可引起面色變化，也屬於客色。舉個很簡單的例子，比如同事老張，本來比較白淨，剛跑步鍛鍊回來，臉色通紅；再比如，鄰居老李生氣了，臉都氣得發白了，像這些就都屬於客色。

若清楚了常色，病色就好區分了──常色以外的都是病色。具體來說就是青、赤、黃、白、黑那五色了，這裡以青色為例略為解釋：

古人認為，青色是經脈阻滯，氣血不通之象。當寒盛而留於血脈，則氣滯血瘀，導致面色發青；經脈氣血不通，不通則痛，所以痛也可見青色；肝病氣機失於疏泄，氣滯血瘀，於是常見青色；肝病血不養筋，則肝風內動，故驚風其色亦青。如面色青黑或蒼白淡青，多屬陰寒內盛；面色青灰，口唇青紫，多屬心血瘀阻，血行不暢。所以，面色發青多見於寒證、痛證、瘀血證、驚風證、肝病。

實際上，這些也脫離不了前面所講的五行對應。所以，其餘四色，讀者朋友可以根據五行對應表自己去判斷，這裡就不詳述了。概括來說，面色紅為熱；面色白為虛寒證或失血；面色黃多為脾虛而水濕不化或皮膚缺少氣血充養；而面色黑多屬寒證、虛證，常為久病、重病、陽氣虛。

除了望神、望色，還有望形。望形說白了就是看體態。因為古人覺得外形是五臟內在情況的體表反應，五臟強盛則外形也強壯，五臟衰弱的話外形也衰弱。具體來說，體形結實、肌肉充實、皮膚潤澤則表示體格強壯、正氣充盛；反之，形體瘦弱、肌肉瘦削、皮

膚枯燥，則表示衰弱、正氣不足。形體肥胖，氣短無力，多為脾虛有痰濕；形體消瘦，多為陰虛有火。手足屈伸困難或腫脹，多為風寒濕痺；抽搐、痙攣多是肝風；足膝軟弱無力，行動不靈，多為痿證。這又和前面講的五型體質相對應了。

至於其他的望診，內容實在太多，限於篇幅這裡就不講了。鑑於頭部五官望診實在太重要，作為延伸閱讀的內容放在本節內容最後，供有興趣的朋友查閱。

◎ 三、聞診

聞診包括聽聲音和嗅氣味兩個方面的內容。聽聲音即觀察病人的語言、呼吸、咳嗽等聲音的變化；嗅氣味即觀察病人的分泌物、排泄物的氣味變化，以協助辨別疾病的虛、實、寒、熱。

儘管存在個體差異，但健康人一般發聲自然、音調和暢。由於性別、年齡、身體等個體差異，正常人的聲音也各不相同，比如男性多聲低而濁，女性多聲高而清，兒童則聲音尖利清脆，老人則聲音渾厚低沉。此外，聲音與情緒和心情的變化也有關係，比如發怒時一般發聲高亢、凌厲而急迫，悲哀則發聲悲慘、淒切而斷斷續續等，這些也屬正常，與疾病無關。

非健康的聲音，可以從以下幾個方面來判斷：

①**發聲**：發聲重濁，聲高而粗，多屬實證；發聲輕清，低微細弱，多為虛證。

②**語音**：聲高有力，前輕後重，多為外感；聲音低怯，前重後輕，多為內傷。說話多且聲音有力，多屬實熱；說話少而聲音低微，或斷續不接，多屬虛寒。

③**呼吸**：呼吸氣粗或喘多屬實熱，氣微多為虛證。

④咳嗽：咳聲重濁聲粗，多屬實證；咳聲無力，多為虛證；乾咳陣陣而無痰為燥咳；咳時痰聲呼呼，多為痰濕咳嗽，等等。

聞氣味，主要包括嗅病人口氣、汗氣、痰涕及大、小便的氣味等。比如，大家熟知的口臭，一般是因為肺胃有熱，或有齲齒，或口腔不潔；而口出酸臭味，多半是胃有宿食，消化不良。咳吐濁痰膿血，有腥臭味，多是肺癰。要是鼻出臭氣，經常流濁涕，為鼻淵證。此外，古人認為，如果汗有臭穢氣味，為瘟疫；汗有腥膻氣味，是風濕熱久蘊於肌膚的緣故。至於大便酸臭、穢臭，為腸中積熱，氣味腥臭多屬寒；小便臊臭，多為濕熱。

◎ 四、問診

問診是對病人或陪護家屬、親友進行有目的之詢問病情的方法。要做食補食療，你也可以自己做自己的醫生，透過自問自答的方式瞭解自身的身體情況。問診的內容主要包括：自覺症狀、起病過程、治療經過、生活起居、平素體質及既往病史、家族病史，它對我們掌握自身是否健康、是否有生病的徵兆，對已經出現問題後分辨疾病的陰陽、表裡、寒熱、虛實都能提供重要的依據。

首先是一般項目，包括姓名、性別、年齡、民族、職業、婚姻、籍貫、現公司、現住址等。隨便舉例說明這些一般項目對鑑別、確診所產生的重要作用。比如，年齡差異：麻疹、水痘、百日咳多見於小兒；青壯年氣血充足，患病以實證多見；老年人氣血衰，體弱久病多為虛證。性別差異：男子可有遺精、早洩、陽痿等問題；婦女除一般疾病外，還有經、帶、胎、產等特有疾病。職業差異：如水中作業易中濕邪，某些職業病如鉛中毒、矽肺、汞中毒等都與職業相關。再比如，籍貫、住址不同會有不同地方病發病之

虞，如長江以南的江湖岸區有血吸蟲病，蠶桑地區則多見鉤蟲病。特別要注意的是，現在環境污染嚴重，很多以前不成問題的，現在都成了問題，如因為環境污染導致的血鉛超標、不孕不育、癌症，還有因為食物中摻雜添加劑或是農藥殘留餘毒，辣椒裡面的蘇丹紅、食用油是回收油等等，這些都會導致臟腑損傷，埋下病因。所以平時生活中，一定要多問和反思自己的生活環境和習慣是否會有害健康？

其次是現在的症狀。俗話講，對症下藥，所以一定要非常清楚自己到底有哪些症狀。有些朋友可能覺得奇怪，我本身的情況自己不清楚嗎？其實不然，您雖然清楚自己的情況，卻未必知道渾身上下這麼多器官，各式各樣的不適（或者您自己覺得正常實際卻不正常）那麼多，哪些是有意義！這裡的有意義，特指對判定相關疾病的意義，比如您昨天去爬山了，因為很久不動，所以爬山回來後腿腳痠軟，剛好爬山出了身汗，吹了點風，患感冒了。那麼腰痠腿痛、發燒、流鼻涕等都屬於症狀，但是腰痠腿痛這個症狀對於當下的身體疾病──感冒就沒意義。相對的，您哪都沒去，什麼都沒做，突然腰痠腿痛、發高燒，那麼這裡的腰痠腿痛和其他症狀一發作，對於診斷您的疾病就有意義，而且可能是非常重要的意義。

因為現在的症狀牽涉面非常廣，包括了前面所列的望、聞診的所有方面，所以也是非常的繁瑣複雜，為了保證全面準確、無遺漏，建議您以張景岳先生的「十問歌」為順序，對自己自診。

《十問歌》

一問寒熱二問汗，三問頭身四問便，五問飲食六問胸，七聾八渴俱當辨，九問舊病十問因，再兼服藥參機變；婦女尤必問經期，遲速閉崩皆可見；再添片語告兒科，天花麻疹全占驗。

1、問寒熱

排第一的，往往都是最重要的。惡寒、發熱常是某些疾病的主要表現，有無惡寒、發熱，發作的時間、特點、症狀及輕重。

◀ 表4-1　寒熱症狀與診斷結果對照表

症狀	診斷結果
惡寒發熱同時並見	多為表證或半表半裡證
惡寒重、發熱輕	多為表寒證
發熱重、惡寒輕	多為表熱證
寒熱往來，即惡寒與發熱交替出現	多為半表半裡證
發熱不惡寒	多為裡熱證
高熱、口渴、尿赤、便祕	多為裡實熱證
久病潮熱、五心煩熱、骨蒸勞熱	多為陰虛內熱證
畏寒不發熱、怕冷、手足發涼、體溫低	多為陽虛裡寒證

2、問流汗

據說，三國時代鍾毓、鍾會兩兄弟去見魏文帝，結果一個「戰戰惶惶，汗出如漿」，一個「戰戰慄慄，汗不敢出」。由於出汗不出汗的區別，兩兄弟日後地位迥異。張仲景的《傷寒論》中，出汗與不出汗是判斷傷寒或中風的一大要素。可見，有沒有汗也是很關鍵的，所以要留意自己有汗、無汗、出汗時間、發汗部位、出汗多少及特點，這也是身體健康狀態的一個重要指標。

比如白天經常出汗，活動後更甚，出汗後自覺發涼，氣短乏力，稱為自汗，多為氣虛陽虛；而如果是夜間入睡後出汗，醒來汗止，稱盜汗，多屬陰虛，代表性的疾病如肺結核。再比如，出汗只侷限於頭部，那就屬於熱不得外泄、鬱蒸於上的濕熱證；而半身出汗，多屬氣血運行不周。還有，外感病發熱惡寒而有汗，為表虛

證；發熱惡寒，卻無汗者為表實證；高熱出大汗而不惡寒者，為裡熱盛。最嚴重的是全身汗出，大汗淋漓不止，並見身涼肢冷，屬陽氣欲絕的「亡陽證」。

3、問口中異常味覺和氣味

◀ 表4-2　味覺與口中氣味症狀與診斷結果對照表

症狀	診斷結果
□苦	多見於熱證，特別常見於肝膽鬱熱
□鹹	多屬腎虛
□酸腐	多屬胃腸積滯
□淡無味	為脾虛濕盛
□有臭味	多屬胃火熾盛

4、問疼痛及不適

要注意部位的不同，比如頭、身、胸、脇、腹、少腹、腰、關節等不同部位的疼痛所代表的意義也不同。此外，疼痛的性質與程度不同，診斷結果也不同。還要注意疼痛與其他症狀的關係，比如噁心、嘔吐、噯氣以及大小便、月經等的關係。

◀ 表4-3　疼痛症狀與診斷結果對照表

疼痛部位	症狀及診斷結果
頭痛	後頭部、枕部為重，連及項背，多為太陽經病 前額疼痛連及眉稜骨，多為陽明經病 顳側頭痛、偏頭痛，多為少陽經病 巔頂痛牽引頭角，多為厥陰經病

（續表）

疼痛部位	症狀及診斷結果
全身疼痛	全身痠痛，發熱惡寒，多屬外感 久病身痛，多屬氣血不足
胸痛	伴發熱咳喘、咳痰，多為肺熱 久病胸痛反覆發作，多為胸陽不振，夾有氣血痰飲瘀阻
脇痛	屬少陽證，或為肝氣鬱結
上腹（胃脘）疼痛	多為脾胃病或食滯
腹痛	多為腸病、蟲積或大便祕結
下腹疼痛	多為肝脈鬱滯，或為疝氣、腸癰；女性要考慮婦科疾病
腰痛	多屬腎虛
四肢關節疼痛	多為病邪陰於經脈

◀ 表4-4　疼痛性質與程度診斷結果對照表

疼痛性質與程度	診斷結果
遊走痛	多為病邪阻於經脈
冷痛、怕涼、痛劇烈	多為寒證
熱痛、怕熱、紅腫	多為熱證
疼痛脹滿、持續不解	多為實證
隱痛、綿綿痛、時痛時止	多為虛證
竄痛、脹痛、時重時輕	多屬氣滯
刺痛、痛有定處、持續痛	多屬血瘀
痠困、腫脹、沉重	多為濕證

　　概括起來講，就是暴痛多實，久痛多虛。如果疼痛拒按，也就是按上去很疼，不願意被人按，多為實證；而喜按，也就是按過去比較舒服，多為虛證。喜溫多為寒證，喜涼多為熱證。食後脹痛加

重多為實證，食後疼痛緩解多為虛證。

5、問飲食

俗語說：「人是鐵、飯是鋼，一頓不吃餓得慌。」所以，每天或者某段時間的飲食變化也是身體健康的重要指標。中醫在這一塊的問診，主要包括是否口渴、飲水多少、食欲食量、喜冷喜熱，以及口中異常味覺及氣味等。我們可以自己留意自測。

◀ 表4-5　飲食症狀與診斷結果對照表

症狀	診斷結果
□渴多飲，且喜冷飲	多屬實熱
□不渴不喜飲，或喜熱飲	多屬虛寒證
□渴不喜飲	多為濕熱
□乾咽燥，但飲水不多	多屬陰虛內熱
食欲亢進，多食善饑	多屬胃火亢盛
饑而不食	多屬胃陰不足
食欲減退	久病多為脾胃虛弱，新病多為傷食、食滯或外感夾濕而致脾胃氣滯
病中能食	胃氣未傷，預後較好
病中食量漸增	為胃氣漸復，病雖重也有轉機
病重不能食，突然暴食，食量較多	脾胃之氣將絕的危象，稱「除中」。實際上是中氣衰敗的死亡前兆，屬「迴光反照」的一種表現

除了上表所列各項，我們還要多留意反問自己：我的飲食習慣是否會對健康造成潛在的危害？比如，飲食結構是否均衡，注意五色五味食品搭配；是否每天按時定量吃飯，是否常省掉早餐；是否特別偏愛某一種食品，比如甜食或者鹹食；是否特別愛吃油炸食

品，或者火鍋、麻辣燙等。這些習慣有些是可以直接致病的；有些表面看起來無害，但是時間久了，可能就出問題了——正如本書一再強調的，要陰陽調和和平衡，不可太偏頗。當一個人過於偏重某種口味或食物，實際上也就減少了攝入其他食物或口味的機會，這樣就會出現「有餘」或「不足」，那麼當然需要矯正。

6、問大小便

大小便，看起來不登大雅之堂，實際上出不得半點差錯，否則不僅僅是「大不便」或「小不便」的問題，完全會要命。我們在前面打過個比方，講身體健康就像進出水管流量平衡的一池清水，想想看，要是出水管堵住，也即大便或是小便不通，那不僅僅是循環被破壞，人體無法攝入營養產生能量，而且有害物質無法從體內排除（想想尿毒症）。

關於大便，主要需關注排便次數、時間、糞便性狀及伴隨症狀。比如便次減少、排便困難、糞便量少、乾燥而堅硬的便祕——新病便祕，腹滿脹痛，多屬實證、熱證；久病，老人或產婦便祕，大便難解，多屬津虧血少或氣陰兩虛。再比如與之相對的便次多、糞便稀軟不成形的腹瀉——多為脾胃虛寒。如果黎明即瀉，多屬脾腎陽虛；泄瀉如水，為水濕下注；泄下如噴射狀，肛門灼熱，為濕熱瀉；大便膿血，裡急後重，為痢疾，多屬大腸濕熱；大便色黑，為內有瘀血；便血鮮紅，肛門腫痛，為血熱；便色暗紅，面黃乏力，為脾不統血等等。

關於小便，主要需注意小便的色、量、次數和伴隨症狀。

◀ 表4-6　小便症狀及診斷結果對照表

小便情況	伴隨症狀及診斷結果
小便短赤	小便量少，色黃而熱，多屬熱證 小便短少，不熱，多為汗吐、下後或其他原因所致津液耗傷
小便清長	小便量多而色清，多屬虛寒證，也可見於消渴證
小便頻數不禁或遺尿	多屬氣虛或腎氣不固
尿痛或尿頻尿急	多屬膀胱濕熱，或伴尿血、砂石則為淋證
排尿困難	點滴而出為癃證 小便閉塞不通無尿為閉證 突然發生癃閉，點滴外流，尿味臭，兼有小腹脹痛或發熱，屬實證 尿量逐漸減少，甚至無尿，伴腰痠肢冷、面色蒼白，屬虛證

7、問耳目

注意聽覺與視覺的改變。比如，暴聾多為肝膽實火；久聾多為腎虛。耳鳴伴頭暈、腰痠為腎虛；耳鳴伴口苦、脇痛為肝膽火旺。還有，視力模糊或夜盲，為肝虛；目赤腫痛為肝火。

8、問睡眠情況

睡眠關係到我們是否得到良好、充足的休息，而休息是保證身體健康以及人體各個組織器官代償、修復的重要途徑。所以，我們說「打針吃藥，不如睡個好覺」一點也不誇張。主要需要留意自己的睡眠多少、深淺及伴隨症狀。通常，難以入睡、易醒及多夢等，多屬心陰不足、心陽不藏，或心腎不交；夜晚睡不安神、心煩易醒伴口舌生瘡、舌尖紅赤為心火亢盛；而夢中說夢話、驚呼多為膽氣虛或胃熱。與之相對，睡意很濃，總是不自主地想睡稱為嗜睡，多

為氣虛、陽虛，或濕困於脾，清陽不升，而重病患者的嗜睡更是多為危象；像熱性病患者的昏睡，多為熱入心包。

⑨、問婦女經帶胎產

對於撐起半邊天的女同事而言，既要工作又要比男士更顧家，特別辛苦，所以更要注意自己的身體健康。通常，需要留意記好自己的月經初潮年齡、停經年齡及週期，月經的量、質、色澤及行經的天數，月經時伴隨症狀等。已婚婦女的胎產情況、末次月經日期也都很重要。

通常，如果月經推遲，經血色暗、有血塊、伴痛經，多屬血瘀或寒證；經量少，色淡，多為血虛；與之相對，經量多而色淡，多為氣虛。如果月經先後無定期，並伴有痛經或經前乳房發脹，屬肝鬱氣滯。至於月經不來潮的情況，首先要先分清是因為有孕還是閉經，像閉經一般為血枯、血瘀、血癆及肝氣鬱結。如果行經突然停止，則要回想一下自己是否有受寒或者近期情緒波動比較大，鬱怒太過。至於白帶，要注意白帶的量、色和氣味等。白帶量多、清稀、色白、稍臭或有腥味多屬虛寒；白帶量多、黏稠、色黃、臭穢，多屬濕熱。

特別需要提醒的是，對於已經停經或者多年未哺乳的婦女，如果突然發現自己泌乳，千萬不可掉以輕心，應及時去醫院就診或者檢查。因為很多類似的臨床病例，都在電腦斷層腦部掃描時發現了腦垂體病變或是腫瘤等。

問診的最後一項重要內容是既往病史及個人史、家族史。包括既往健康情況、曾得過什麼病、做過何種治療，甚至有過哪些特殊經歷（比如，筆者有一次在X光線下為一名電擊傷斷了手臂的患者接骨頭，此後白血球急遽下降，因此體質比以前差了很多。這些情

況如果自己不說，從外表是看不出來的。再比如，有些朋友是B型肝炎帶原者等；比如素有肝陽上亢者，可能引起中風；素有胃病、癲癇、哮喘、痢疾等，都容易復發，這些都很重要。那麼自己在養生時就要做到心裡有數，自行調養。

◎ 五、切診

切診是指用手在病人身上做某種形式的診察，或切或按，或觸或叩，以獲得辨證的資料，切診包括脈診和觸診兩個部分。這個，當然非常重要，但因為這個部分是需要實踐的，必須自己親自切診，然後有老師親自教導和解說才行。紙上談兵是學不會的，勉強講了、大家試了，似是而非，反而有可能會出問題，所以這裡就不講了。

講了這麼多，做一個總結。四診，本來是醫生用來對患者進行診斷的方式、方法，花了點篇幅敘述，主要是希望大家能學會其中部分內容，對自己做自診。如果做不到，退而求其次，瞭解了這些知識，自己在平時日常生活、工作過程中，懂得留意自己身體在這些方面的變化，也就是留意了身體給你的警訊，起碼也可以做到有不適就去就醫，做到防患於未然，這也是一項功德。

延伸閱讀
頭部、五官望診

🔴 一、望頭面部

① 望頭

主要是透過觀察頭的外形、動態，頭髮的色質變化及脫落情況，來瞭解、判定腦、腎的病變及氣血盛衰變化。

望頭形：如果小兒頭形過大或過小，伴有智力低下者，多為先天不足，腎精虧虛。比如頭形過大，就有可能是腦積水所引起，當然，也有可能是因為劣質奶粉的原因。

望髮：中醫認為，正常人的頭髮一般比較濃密，色黑而潤澤，是腎氣充盛的表現。如果頭髮稀疏不長，是腎氣虧虛。當然，也有可能是不當補腎，導致內分泌紊亂或脂溢性脫髮。中醫認為，如果髮黃乾枯或久病落髮，多為精血不足；而突然出現片狀脫髮（斑禿），為血虛受風所致。現在年輕人壓力大，「少白頭」的時有所見，中醫認為青年白髮，伴有健忘、腰膝痠軟者，屬腎虛；青少年落髮，多因腎虛或血熱；如果沒有其他病象，不屬病態。至於小兒髮結如穗，常見於疳積病。

② 望面部

關於面部的神、色望診，前文已經講過了，這裡主要說面部外形變化。比如面腫，多見於水腫病；如果腮幫子的一側或兩側突然腫起，逐漸脹大，並且疼痛拒按，這種情況一般伴有咽喉腫痛或耳聾，多屬於溫毒；面部口歪眼斜，那很有可能是老年人聞之色變的中風；而面現驚怖，多見於小兒驚風，或者狂犬病患者；面現苦笑，多見於

破傷風病人。

二、望五官

望五官是對眼、鼻、耳、唇、口、齒齦、咽喉等器官的望診。

1 望目：主要望目的神、色、形、態。

目神：眼睛是心靈的窗戶，一個人的兩眼有無神氣，是望神的重點。凡視物清楚、精華內斂、神光充沛的是眼有神；若失卻神彩，浮光曝露，白睛混濁、黑睛晦滯，是眼無神。

目色：這個就和前面講的五行對應了，如眼睛周圍都是紅的，為心火；眼球的白色部位變紅，為肺火；整個眼睛都紅腫，有眼屎，迎風流淚，為肝經風熱；如眼瞼分泌物是淡白的為血虛；眼球變黃，是黃疸。白睛現紅絡，為陰虛火旺；眼皮紅腫濕爛為脾火；眼眶周圍見黑色，在排除天天盯電腦熬夜導致的黑眼圈之外，為腎虛水泛之水飲病，或寒濕下注的帶下病。

目形：眼睛微腫，狀如臥蠶，是水腫初起；老年人下眼瞼浮腫，多為腎氣虛衰；眼窩凹陷，是陰液耗損，或精氣衰竭；眼球空起而喘，為肺脹；眼睛突起，多半是因為甲狀腺功能異常。

目態：目睛上視，不能轉動，多見於驚風、痙厥。橫目斜視，是肝風內動的表現。雙瞼下垂，多為先天性的，屬先天不足，脾腎雙虛；單瞼下垂或雙瞼下垂不一，多為後天性因脾氣虛或外傷後氣血不和。瞳孔散大，那就不用多說，是瀕死危象了。

2 望鼻：主要是觀察鼻子的外形、顏色及其分泌物。

鼻子的形態：鼻頭或鼻孔色紅，生有丘疹，也就是酒糟鼻，多為胃火熏肺，血壅肺絡所致；鼻孔內生瘜肉，氣息難通，古人認為多由

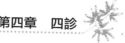
肺經風熱凝滯而成，西醫電腦斷層掃描證明多為鼻中隔歪曲所致；鼻翼頻繁扇動，呼吸喘促的，中醫稱為「鼻煽」。如果是新病鼻煽，多為肺熱；如果是久病鼻煽，那就是肺腎精氣虛衰的危證。

鼻子的色澤：鼻頭色赤是因為肺熱，色白是氣虛血少，色青多為腹痛，色黃是裡有濕熱，色微黑是有水氣內滯。而鼻頭枯槁，是脾胃虛衰；鼻孔乾燥，為陰虛內熱，或燥邪犯肺；如果鼻燥容易流鼻血，為肝陽亢於上。

鼻涕：正常成年人當然不流鼻涕。如果清鼻涕如滔滔江水，一般為外感風寒；涕濁，為外感風熱；如果鼻涕不僅為濃濁涕，還伴有腥臭，那多因為外感風熱或膽經蘊熱。

③ 望耳：主要觀察耳的形態、色澤及耳內的情況。

古人認為，耳廓的各個部位對應於臟腑，耳廓上的一些特定部位與全身各部有一定的聯繫，其分布大致像一個在子宮內倒置的胎兒，具體講頭顱在下，臂足在上。當身體的某個部位有了病變時，耳廓的某些部位就會出現充血、變色、丘疹、水泡、糜爛或明顯的壓痛等。

耳的形態：提起耳朵形態，估計大家會想起佛祖，耳朵長、耳垂大，為有福之相。或者劉備，據說他的耳垂也很長。正常人一般耳部肉厚而潤澤，是先天腎氣充足之象。若耳廓厚大是形盛；反之，耳廓薄小是形虧。耳腫大是邪氣實；耳瘦削為正氣虛。耳薄而紅或黑，屬腎精虧損；如果耳輪萎縮，那就情況大大地不妙，是腎氣竭絕的危象。

耳朵的色澤：正常耳部的色澤，應該紅潤中帶點微黃，總體上以紅潤為主，如見黃、白、青、黑色，都屬病象。如果全耳色白，多屬寒證；色青而黑多主痛證；耳輪焦黑乾枯，是腎精虧極所致；如果出現耳背有紅絡，耳根發涼的症狀，多為麻疹先兆。

耳內：耳內流膿，一般是因為肝膽濕熱蘊結天長日久的緣故；耳內長出像羊奶頭的小肉，或像棗核那樣凸出耳外的小結節，而且碰一下就疼痛的話，一般是肝經鬱火，或腎經相火，胃火鬱結而成。

④ **望口與唇**：主要觀察唇口的色澤和動態變化。

觀唇：既然女士們都喜歡塗口紅，這就證明了唇以鮮紅濕潤為美。如果唇色深紅，屬實、屬熱；唇色淡紅則多屬虛、屬寒；唇色深紅同時乾燥枯焦，為熱極傷津；唇色嫩紅為陰虛火旺；唇色淡白多屬氣血兩虛；唇色青紫，為陽氣虛衰，血行鬱滯；唇邊生瘡、紅腫，並且一碰就痛，是因為心脾積熱；嘴唇乾枯皺裂，是津液已傷；唇口糜爛，多為脾胃積熱，熱邪灼傷；唇內潰爛，色淡紅，為虛火上炎。

望口：口張而難閉，不排除下頷關節脫位；口難張開，兼四肢抽搐，多為痙病或驚風，如兼有半身不遂為中風。上下口唇緊聚，常見於小兒臍風或成人破傷風。口開而不閉，只有出氣沒進氣，那是肺氣將絕，命不久矣的徵兆。

⑤ **望齒與齦**：主要觀察牙齒與牙齦的形態、色澤和潤燥變化。

望齒：正常狀況下，牙齒白皙如玉，光滑潤澤。如果牙齒乾燥，是胃津受傷；而齒燥如石，是胃腸熱極導致的津液大傷；牙齒就像枯骨那樣，為腎精枯竭；牙齒鬆動稀疏，牙根外露，多屬腎虛或虛火上炎。

觀齦：正常的牙齦紅而潤澤。如齦色淡白，是血虛不榮；齦色淡白而不腫痛，伴有齒縫出血，為脾虛不能攝血；牙齦微紅、微腫而不痛或伴有齒縫出血，多屬腎陰不足，虛火上炎；紅腫並伴有出血，多屬胃火上炎；牙齦腐爛，流腐臭血水，那是牙疳病，趕緊洗牙去。

望咽喉：咽喉紅腫而痛，多屬肺胃積熱；紅腫而潰爛，是熱毒深極；如果鮮紅嬌嫩，但腫痛得不厲害，是陰虛火旺；咽部兩側紅腫突起，為肺胃熱盛外感風邪；如果咽間有灰白色假膜，擦之不掉，多擦就出血隨即又還原，是傳染性白喉。

第五章　五型體質

> 一樣米養百樣人，每個人的體質不同，決定了其有不同
> 的生理反映和變化，也決定了不同的食療養生方法。掌握人
> 體質的五型分法，才能「損有餘而補不足」。

前面講完了「用什麼養生」，包括食材、中藥和指導思想原則，這裡再來說說被養的對象——人。

俗話說：「一樣米養百樣人。」一家人吃同樣的飲食，有的人長得很壯，有的人卻比較瘦弱；同樣喝水，有的人喝水也長得很胖，有的人食量很大卻依然瘦骨嶙峋，這就是因為每個人的個體體質有差異。

在西醫裡面，對個體差異的劃分不是那麼細微，比如同樣是男人，那就類似於同為黃瓜這一種，而不會有黃瓜和絲瓜的區別，充其量有大黃瓜和小黃瓜之分，在用藥的時候對體重比較重的適當增加一點劑量罷了。而在中醫裡面，因為講究辨證施治，就分得很細，比如同樣都是男人，就像在承認他們都是瓜的前提下，還把他們細分為黃瓜、絲瓜、南瓜等各種不同種類。

按照西醫的觀點，體質與「基因」相關。因為每個家族、每個人的基因不同，成長過程中身體受環境的影響、飲食習慣的影響，或在生長、發育和衰老的過程中，身體結構、功能和代謝的差異導致每個人體質不一。比如，同樣的氣溫，吹了冷風之後有人會出現頭暈、打噴涕等感冒症狀，有人則沒有什麼特殊感覺，這就是體質的影響。從中醫的角度，吹風而導致頭暈者體質偏虛，也許氣虛，

也許陽虛，不一而足；而受風寒無影響者的體質，則又是另外的不同型態。

所以，每個人的個體體質決定了自身的生理反應和變化，與健康息息相關。也只有知道了自己的體質，才能「損有餘而補不足」。

大體上，中醫常用的體質分類法著眼於陰陽氣血津液的虛實盛衰，把人體分為正常體質和不良體質兩大類。凡是體力強壯、面色潤澤、睡眠和飲食均佳、二便通調，脈象正常、無明顯陰陽氣血偏盛偏衰傾向者，為正常體質。

反之，有明顯的陰虛、陽虛、氣虛、血虛、痰濕、陽盛、血瘀等傾向（傾向與證候有微甚輕重之別）的屬於不良體質，這種分類方法比較實用，但也失之籠統。更細化一點，有按陰陽氣血分為陰虛、陽虛、氣虛、血虛、陰陽兩虛、氣血兩虛體質等；有按照臟腑分腎虛、肝虛、脾虛、心虛、肺虛體質等。現在市面上很多中醫保健書籍一般將其概括為九類體質，但這樣細分，牽涉到把脈，一般的讀者朋友未必能很正確地對號入座，所以下面介紹既通俗，又比較實用的金、木、水、火、土五型分類法。

○ 一、金型人

這類人一般體形雖然比較瘦小，但脊背較寬，屬於上寬下窄型；大多四方臉，鼻直口闊，四肢清瘦，動作敏捷，皮膚較白，呼吸平緩，但容易出汗。

按照前面所說的五行特徵，大家可以推算，這種體質的人大多出生於秋天，易於出現虛火內熾或痰熱內阻的證候，多見咽乾口渴、乾咳、胸悶、便祕等，此類人心理承受能力一般。金對應於

肺,所以他們往往容易患呼吸系統和腸道疾病,比如容易患大腸、肺、臍、肝、皮膚、痔瘡、鼻、氣管等方面的疾病。如果按照前文的陰陽虛盛來講,此類人屬於陰虛陽亢者,往往經得住秋冬,易感受春夏不正之氣而生病。那麼,可以透過有意適當偏重寒性食材,比如梨子、銀耳等來改善體質。

○ 二、木型人

這類人一般身材較瘦、個子較高,喜歡安安靜靜地待在家中讀書、看電視,而不喜歡戶外較激烈的活動,像打籃球、踢足球之類的運動他們一般不會沾邊。用時尚的話說,就是比較標準的宅男(宅女)。由於缺乏鍛鍊,他們的身體較為單薄,四肢大都沒有什麼力量,在古代,屬於典型的文弱書生。單看外表,男性如玉樹臨風,女性則婀娜多姿,活像一副古典美人樣。他們一般沉默寡言、說話輕聲細氣,如果手中有扇子,他們笑起來大概會用扇子擋住嘴,如果要找典型示範,《紅樓夢》中的林黛玉正好可以做他們的形象代言人。

按照五行對應的觀點,他們的出生時間大多為春季。由於木對應於肝,所以他們易於出現陰液虧損的證候,多見失眠煩躁、情緒憂鬱、瘦瘤、瘰癧等。此類人心理承受能力一般,容易患肝膽疾病和神經與精神疾病,比如肝、膽、頭、頸、四肢、關節、筋脈、眼、神經等方面的疾病。此類型人屬於陽氣偏旺、陰氣偏衰者,他們往往經受得住春夏,秋冬則容易感受不正之氣而生病。按照五行相生相剋原理,可以適當偏食寒性食材,比如綠豆湯、苦瓜等食材調養改善體質。

◎ 三、水型人

這類人一般身體比較胖，中年男子容易有啤酒肚，皮膚較黑，走路步履不穩，搖肩晃背，行動比較遲緩，言語也是沉默寡言，神情不定，給人以高深莫測的感覺。

按照五行對應的觀點，他們的出生時間大多為冬季。易於出現陽氣受損的證候，多見於形寒肢冷、水腫、腰痛等，此類人心理承受能力較低，容易患泌尿和生殖系統疾病，比如易患腎、膀胱、足、頭、肝、泌尿、陰部、腰部、耳、子宮等方面的疾病。此類人屬於陰氣偏旺、陽氣偏衰者，經受得住秋冬，但經受不住春夏，容易感受春夏不正之氣而生病。按照五行「金生水」的原理，可以考慮多食蓮子、人參、黑米、烏雞等進補食材。

◎ 四、火型人

這類人體形較瘦小，肌膚薄弱，但面色紅潤，精氣神十足，每天都是充滿著活力。走路抬頭挺胸，昂首闊步，步履疾速，行動敏捷。他們的脾氣急躁，容易發怒，好與人爭，你在社區的小花園中看到與人因下棋而爭得臉紅脖子粗的往往就是這類人。他們易受人挑唆而魯莽行事，但他們敢做敢當，不怕困難，膽量過人，喜愛冒險，《西遊記》裡面的悟空可以做他們這一類人群的代言人。

按照五行對應的觀點，他們大多出生於夏季。易於出現陰虛陽亢，或邪氣化熱傷陰，或肝火生風，或熱迫血行的證候，多見於心煩易怒、口渴飲冷、流血鮮紅、舌質紅等。由於火對應於心臟，他們容易患心腦血管疾病，比如小腸、心臟、肩、血液、經血、臉部、牙齒、腹部、舌部等方面的疾病。

此類人心理承受能力較低，心急易怒，容易暴亡。此類人屬於

陽氣偏旺者，經受得住春夏，但經受不住秋冬不正之氣的侵襲。對於這一類體質人群，如何保養，大家不妨試試運用本書理論，從後文所列食材取食調養（提示：紅色食材養心章節。）。

◎ 五、土型人

這類人一般體格比較健壯，肌肉豐滿、身材勻稱，適合從事體育運動，無論是力量型還是技巧性體育項目，對他們來說都是游刃有餘。他們一般走起路來步態穩定，說話或不緊不慢或緩慢，有時給人以木訥的感覺，而實際上是屬於大智若愚的類型。

按照五行對應的觀點，他們大多出生於夏秋之交。土對應於脾臟，也就是西醫所言的胃腸道，容易患消化系統疾病。易患脾、胃、肋、背、胸、肚等方面的疾病，出現陽氣受損的證候，多見面浮、身重、體肥、舌苔白膩等，此類人心理承受能力較強。

此類人屬於陰氣偏旺、陽氣偏衰者。經受得住秋冬，但易感受春夏不正之氣而生病。對於這一類體質人群，如何保養，大家不妨試試運用本書理論，從後文所列食材取食調養（提示：黃色食材養脾章節。）。

以上五型分類，不能說百分百準確，但大體如是。讀者朋友可以自己根據上一節講述的五行對應和體形、五型分類對號入座來判定自己的體質，然後就可以根據相生、相剋、相乘、相侮理論，來選定適當的時機和食材「損有餘而補不足」地保養五臟，食療疾病了。

◎ 六、寒熱體質

也許有些朋友覺得，這個五型分法還是比較複雜，那麼我們還

有一個更簡單的分法：三分體質──寒性、熱性和中性（其實這不過是回到了前面所述的陰陽之分，再加上了一個比較中庸的中性體質。）

　　下表幫助你分辨寒性與熱性體質，讀者朋友可以依照表格，看看自己已有哪些症狀，對號入座，和症狀相符的項目越多越明確。

◀ 表5-1　寒熱體質鑑別表

症狀類別	熱性體質	中性體質	寒性體質
五官系統	臉色紅潤、易臉紅，愛說話，粗喉大嗓，易口渴，喜多飲，易口臭、口乾，喜歡喝冰冷的東西	臉色正常、健康，說話語調、語速平和，語音聲調中等，飲水量正常，口不臭、不乾，冷熱飲無特定喜好	臉色蒼白、暗淡不愛說話，細聲細氣、有氣無力，少口渴、喝水少，口淡、無氣味，喜喝熱飲
呼吸系統	呼吸氣粗，喘促痰鳴	適中	呼吸怯弱，氣短
運動系統	喜動，四肢偏溫熱	四肢溫暖	喜靜，四肢寒涼，手腳冰涼
神經系統	全身感到發熱不安，易心情煩躁，易頭暈、思緒不集中，注意力不易集中	精神好，無煩躁、無疲勞，不易頭暈，注意力可集中	精神萎靡不振，常覺得疲勞，易頭暈，自覺記憶力減退
循環系統	脈搏快又強	脈搏強度、速度適中	脈搏細微、無力

（續表）

症狀類別	熱性體質	中性體質	寒性體質
泌尿生殖系統	大便燥結，易便祕，小便短赤，尿液赤黃，月經量多，月經色暗紅	尿液淺黃，排便正常，月經正常，月經色鮮紅	大便溏薄，易腹瀉，小便清長或少，尿液白清，月經量正常或較少，月經色淡

對照上表，不難發現，基本上熱性體質的特徵是溫熱、新陳代謝率高、過度活躍，而寒性體質則恰恰相反。要說明的是，絕對的寒性、熱性體質很少，標準的中性體質也不多，大多數人都是中性偏寒或者中性偏熱。這樣的體質雖無大疾病，但是為生病埋下了隱患，就如我們一再強調的——關鍵是不能偏得太多，不論往哪邊偏得多了就病了。

比如，熱性體質者吃溫熱性食物韭菜、南瓜之類後，會比其他人還要容易上火，中醫可能診斷為「肝火旺盛」；又如寒性體質者，吹一下冷風、淋到雨，比其他人容易感冒，中醫可能診斷為「肺氣虛」。所以，仍然需要調整成最理想的中性體質，起碼也要往中間靠，可以參照後文「性味」那一節所列舉的寒熱食材，來損有餘補不足地「對沖」。

○ 七、體質也會變

不管您是願意按照五型劃分還是三種類型的分類去做食療保養五臟，都是可以的。

需要特別提出的是，就像我們一再闡述五行中的「行」就是動的觀點，體質也不總是一成不變的，可能在不知不覺間悄悄地改

變。因為在身體內部的循環、五行相生相剋作用下，人體的自穩態總是努力將身體保持在一個平衡、健康良好的狀態。實際上，體質會隨著年齡、環境的變化，飲食習慣的偏好，是否有意注重個體保健、調養而改變。

比如，夏天猛喝冰啤酒、冷飲，拚命吃西瓜、水梨等消暑的水果，都會讓體質漸漸變得虛寒，而出現許多虛寒體質的症狀。又比如，換季的時節，可能因為飲食和氣候的改變，出現「秋燥」，皮膚瘙癢、嘴角起泡或猛然冒出青春痘；或者當工作壓力加大，連續加班熬夜導致口臭、便祕等，都是體質改變的徵象。還有一個更極端一點但又常見的例子：「夫妻相」，所謂不是一家人，不進一家門，夫妻共同生活久了，生活習性等一樣，最後導致連面相都比較像了，這也可以為我們的「體質變化說」提供佐證。

其實，這也正好符合我們一再強調的「動態平衡」的觀點，所以養生和食療，一定要與時俱進。去年大吃寒性食材養肝是正確的並不代表今年還行，也許得用熱性食材健脾了，應因地制宜，因人因時而異。

第六章　五臟六腑

　　人體就像一個小小的獨立王國，有君主、宰相、將軍、
管理糧食與物資的後勤部長，以及任勞任怨的百姓，正是這
五臟六腑各司其職，才維持了我們身體的正常運轉。

　　上面講了「食養五臟」中相對大一點點的方面──個體體質，
這裡再講更具體的「養什麼」的主角──五臟。此前已經多次提到
五臟，但沒有詳細地講它們的內涵和相互關係，因為這些都牽涉到
陰陽五行，現在來做一個補充和概括。

○ 一、什麼是五臟六腑

　　臟腑，是內臟的總稱。古人稱為「藏象」，藏，指藏於內，就
是內臟；象，是徵象或形象，意指內臟生理、病理所表現於外的徵
象。如《內經》所說：「臟居於內，形見於外，故曰臟象。」《素
問・五臟別論》說：「所謂五臟者，藏精氣而不瀉也，故滿而不能
實；六腑者，傳化物而不藏，故實而不能滿也。」

　　中醫所說的五臟為「肝、心、脾、肺、腎」，其特點為實質
性器官，主要功能是化生和貯藏氣、血、精、津液。六腑為「膽、
胃、小腸、大腸、膀胱、三焦」，其特點是空腔性器官，其主要功
能是受納和腐熟水穀、傳化和排泄糟粕。

　　所以，臟腑學說的內容，其實主要包括兩個方面：

一、是各臟腑組織器官的生理、病理特徵及其相互關係。

二、是氣、血、精、津液的生理、病理功能特徵及其與臟腑的關係。

氣、血、精、津液的生理、病理及其與臟腑的關係等問題非常繁瑣，我們這裡主要講第一個方面，即各臟腑組織器官的生理、病理特徵、功能及其相互關係。

要指出的是，中西醫所指的五臟並不同，起碼不完全相同。在西醫解剖生理學突飛猛進大發展之後，也由於現在西醫相對居於主流，所以一般人所說的心臟、肺臟、腎臟等臟器，都是以西醫的解剖定位為主，遵循的也是西醫理論。然而，中醫學早在千年之前就已為人體的「五臟」與「六腑」下了定義，其位置和功能的理論與西醫並不等同。

比如，西醫的「心臟」，主要是指心臟這個臟器本身，以及有關循環系統的功能；而中醫呢，不僅僅包含這些，還包括中樞神經系統，如精神、思維等。再比如脾臟，西醫講主要負責人體免疫系統的功能，同時有儲藏血液的作用，可是中醫所講的脾，是主管消化與吸收的，還包括部分代謝及血液系統相關功能……總體上，中醫的五臟，不管從器官實體還是其功能、延伸都要廣一些。坦白一點講，西醫的五臟，就是五個器官和本身相關功能，而中醫的五臟，則不僅僅是這五個器官，還包括更多的相關器官和功能。

所以，看這本書，或者理解中醫的五臟，絕不能和西醫的五臟劃上等號，因為中醫的五臟內涵更廣、功能更多。就像前面所講，中醫的腎對應五行之木，具有藏精、主元陰元陽、主水、主骨、開竅於耳等特性，事實上包括了西醫的生殖、內分泌、泌尿、循環、造血、免疫、能量代謝、水鹽代謝以及神經系統、運動系統等多臟器、多系統的部分功能，而非西醫泌尿系統單純的「腎臟」而已。

　　但是，這些還不是中西醫五臟最大的區別，更大的區別在於觀念運用方面「整體」與「個體」的差別。

　　中醫五臟的觀念，是從整體的角度出發，各臟腑透過經絡系統，將全身各組織器官有機地結合在一起，透過反應、運化，構成人體複雜的生命活動，在內主導消化、循環、排泄，在外則負責視、聽、言、行。所有個體的反應，都是五臟相互配合之下的表現，形成不可分割的整體，所以要整體辨證施治。而西醫的五臟，因為是個體，所以腎炎就透析解決腎臟的問題、心臟冠脈血流不夠就搭橋解決心臟的問題，一言以蔽之就是「頭痛醫頭，腳痛醫腳」。

　　正是因為中醫用整體概念解釋各臟器的相互關係，包括人體臟腑生理功能及其病理變化，所以中醫在診斷疾病時都是以整體觀之。比如頭痛，在西醫看來可能是頭部的神經緊張、血管收縮所造成，那麼就開藥緩解這些問題，但是由於導致頭痛的根本問題沒有解決，病人用藥當時雖然症狀緩解或好了，過一下又發作了，這也就是大家所熟悉的「治標」；而中醫來處理這個頭痛的話，則會更往前追查整體何處不協調、功能不正常，可能是感冒、可能是工作壓力大，然後施治，這也就是所謂的「治本」。

　　而治標與治本之間的差別，可以借用一個大家耳熟能詳的成語來概括解釋：「揚湯止沸，莫如釜底抽薪」──一鍋水燒開了，西醫吊點滴、吃退燒藥退燒，也就類似往鍋裡加冷水，「治標」改善症狀，但發燒的根本問題沒解決；中醫呢，就相當於把爐子下面的木柴給拿出來扔掉，爐子下面沒火了，鍋裡的水也就自然慢慢冷下來，沒法再沸騰了，這就是「治本」。

　　再比如，一位月經不規則、量比較稀少的女性，中醫大夫除了給她開藥「君臣佐使」調養，還會請她注意生活方面很多問題。前

文講過「體質」，像這位女士，大家一看就知道，是寒性體質，那麼在飲食生活方面就要避免冰冷、寒涼，心情不可過於壓抑，心態要開朗一些，最好多參與一些群體活動或適當的運動等……

　　中醫的五臟，到底都有哪些內涵和功用呢？我們不妨再回顧一下前面的五行對應關係表：

◎ 二、將軍之官——肝

　　肝是人體的重要臟器，司理周身氣血的調節、膽汁的分泌與排泄、肌肉關節的屈伸、情緒的變動等。古人用將軍征戰時的深謀遠慮比喻肝的作用，所以肝有「將軍之官」的稱號。

　　肝對應於木，木的性能是向上、向四旁舒展的，它的性格是剛勁的，所以肝性剛強躁急，喜舒暢悠遠，不可憂鬱。肝主「謀慮」，在志為怒。《素問‧舉痛論》所說的「百病生於氣也」，就是對情志所傷影響氣機的調暢而言的。所以肝疏泄正常才會氣機調暢、氣血和調，人的心情舒暢、精神愉快；如果肝失疏泄則肝不舒，氣機不暢，精神憂鬱，出現鬱悶不樂、憂鬱難解或開泄太過，陽氣升騰而上，則出現心煩易怒等，所以有「怒傷肝」及「肝喜條達而惡憂鬱」的論述。

　　肝主筋。骨骼肌肉要依靠肝的精氣的濡養，而爪（指甲、手指）與筋又有密切的關係，所以肝的精華又顯露於爪。如果肝血充足，則爪甲堅韌明亮，紅潤光澤。而肝虛則四肢拘謹僵硬、難以屈伸，筋和筋膜失去滋養而致肌肉萎縮，指甲多薄而軟，沒有光澤，甚至變形、脆裂。

　　肝開竅於「目」。肝的精血散於目，故有「肝受血而能視」之說，眼睛主要由肝臟血液來供應養分與功能，以維持正常視覺。若

肝血不足，則出現眩暈眼花、目澀、目力減退、視物不清；若肝火上升，則火氣上沖到眼睛，導致眼紅目赤。所以，年老肝腎精血漸衰，常會出現視力減退，雙目昏花。許多眼科疾病，中醫認為與肝有關，多從治肝入手，臨床效果滿意。

中醫還認為「女子以肝為先天」，就是說肝與女性生殖功能有密切相關。因為肝脈與沖脈相連，沖為血海，主月經，所以如果肝血不足，沖任受損，女子會出現月經不調症狀，量少、色淡，甚至閉經。

○ 三、倉廩之官——脾

古人因為胃脾以膜相連，合稱為「倉廩之官」。大家應該記得「倉廩實而知禮節」的說法，是說吃飽穿暖了才可能去講禮儀，這裡倉廩就是米庫糧倉的意思。「倉廩之官」是負責營養供給的，也就是說脾胃是人體中主管後勤保障、供養的器官，主要生理功能是主運化和統攝血液。

所謂「運化」，就是消化、吸收、運輸轉化的意思。《內經》說：「飲入於胃，遊溢精氣，上輸於脾，脾氣散精，上歸於肺……水精四布，五經並行。」可見，脾的主要功能之一是主管運輸與消化。脾主運化的功能包括兩個方面，一是運化水穀精微，二是運化水液。脾是營養物質的供應站，脾運化精微的功能若健全旺盛，使身體營養充足，就能維持人體進行正常生理活動的需要，所以古人稱「脾為後天之本」。

如果脾的這種功能減退，脾失健運，就會引起消化、吸收和運輸障礙，出現胃口差不想吃，或者飯後腹脹、腹泄等症狀。久而久之就會全身乏力，肌肉消瘦，精神不振等。對於體內水液的吸收

和動轉，脾有促進的作用。當脾氣虛或脾陽虛時，水濕運化失調可導致水濕停留，如停留於肌膚會導致產生水腫，而停留於體腔如胸腔、腹腔則會導致胸水或腹水。因此中醫有「諸濕腫滿皆屬於脾」的說法。

脾主統血，意思就是說脾能統攝控制周身血液的流行，使之順著經脈正常運行而不溢出血管之外。當病態時，若脾氣虛弱則會出現氣不攝血，血失統攝，喪失了統攝之力，血液就會溢出絡脈，就會出現尿血、便血、肌衄，崩漏等多種出血症。這種病理現象稱為「脾不統血」。

◎ 四、君主之官──心

中醫認為，心是人體生命活動的最高主宰，《內經》說：「心者，五臟六腑之大主」，所以有「君主之官」的稱號，也就是說，各臟腑緊密圍繞在以心臟為中心的身體各部位，在心的領導下互相聯繫，相互合作，構成一個有機的整體。其最重要的生理功能是主神志和主血脈、主汗。

心主血，血行脈中，心與脈密切相連，脈是血液運行的通道，心有推動血液在脈管中運行以營養全身的功能。《內經》說：「心之合脈也，其榮色也。」這是由於面部的血脈比較豐富，所以心氣的盛衰、心與血脈的情況常可從面部的色澤反映出來。當心的功能健全、血脈通暢，必然面色紅潤光澤，一副紅光滿面的樣子；而當心的功能衰減、血脈空虛，自然就面色蒼白無華，甚至面色發紺、青紫。

此外，中醫認為心開竅於「舌」，心火旺除表現為口爛外，還有舌紅生瘡、破潰，風痰阻絡使舌體強硬、運動不靈活，說話產生

障礙，並伴有小便短赤、灼熱疼痛等小腸熱證，叫做「心移熱於小腸」。這是因為，心與小腸透過經脈的絡屬構成表裡關係，二者經脈相聯，故氣血相通。

此外，汗為心之液，心虛則盜汗多汗。

○ 五、相傳之官──肺

由於肺尖接近肩膀，在胸腔，五臟中肺的位置最高，故稱「華蓋」（華蓋是古代皇帝等人出行時打的像傘一樣的東西，樣子類似荷葉）。《黃帝內經》說：「肺者，相傳之官，治節出焉」，「相傳之官」意思是輔佐君主的官職──相當於封它為「宰相」。因肺葉嬌嫩，不耐寒熱，易被邪侵，故又稱「嬌臟」。其主要生理功能有三：一是主氣、司呼吸，二是主宣發和肅降，三是主通調水道。

肺主氣是肺臟最主要的作用，用現代的說法，就是透過肺的呼吸，吸入自然界的清氣，呼出體內的濁氣，吐故納新，以維持人體正常的生命活動。

所謂宣發和肅降是把水穀精微之氣與吸入的清新空氣相結合而變為真氣，這種真氣聚於胸中而為「宗氣」，以貫注心脈，推動心脈的運行，維持肺的呼吸功能。如果肺主氣的功能正常，則氣機、氣血流通，百脈充盈，呼吸均勻，脈來勻和；若肺氣不足，不僅會引起呼吸功能減退，面且會影響宗氣的生成，因而出現呼吸無力、少氣懶言、身倦乏力等現象。

所謂通調，即疏通和調節。古人認為水道是水液運行和排泄的途徑，大致相當於現在的循環系統和排泄系統。肺臟通調水道透過兩種方式，即「宣發」和「肅降」。「宣發」就是宣散、發散，指肺將一部分水液輸布到肌表，再透過汗腺分泌汗液，皮膚、毛髮揮

發等散發多餘的水分；而「肅降」是指肺臟把廢濁之水下輸膀胱，保持小便通利而排出體外。如果排不出，則可能出現水腫病，在西醫的角度都屬於腎臟和泌尿系統疾病了。

◎ 六、作強之官——腎

　　古人封腎為作強之官，這裡作強的「作」指工作，「強」指其負荷能力。「作強」有承重耐勞、堅韌有力之意，以此形容腎臟在人體生理活動中所扮演的重要角色。按現在的看法，腎臟是個像駱駝一樣吃苦耐勞的好同事，為人民做牛做馬，什麼工作都自己扛。

　　在中醫裡面，腎有「先天之本」之稱，實為人體生命之根。主要生理功能是藏精，主生殖與生長發育，主水，主納氣、生髓，主骨，開竅於耳，其華在髮。腎主藏精，「精」可不單單是現代人所認為的精子，中醫裡的精包括先天生殖之精和後天水穀之精微，分別是生育繁殖的根本和維持生命的營養物質。腎把兩種精都貯藏起來，成為人體生長、發育、生殖之源。

　　腎主骨生髓，通於腦。因為脊髓上通於腦（這一點和西醫非常吻合），中醫稱「腦為髓之海」。中醫認為精能生髓，而腎主藏精，所以不管腦髓、骨髓，都有賴於腎精。所以腎精充足才能腦海豐盛，於是思路敏捷，記憶力強，聽覺靈敏，智慧絕倫，骨髓生發才有源，骨骼才能得到骨髓的滋養而發育健壯；反之，骨骼就會軟弱無力。此外，《靈樞·脈度篇》說：「腎氣通於耳，腎和則耳能聞五音矣。」如果腎精不足，則將出現耳鳴、聽力減退等症，像老年人所以多見耳聾失聰等毛病，也往往是由於腎精衰少的緣故。

　　腎主水，主要是指它在調節體內水液平衡方面發揮極為重要的

作用。一般認為，如果腎陰不足，小便則多，常見於尿崩症、糖尿病等，治療時應滋補腎陰。如腎陽不足，小便則少，多出現浮腫等症，治療時應溫補腎陽為主。

腎主納氣是指腎有助肺吸氣和降氣的功能。中醫認為，呼吸既有賴於肺的肅降，又有賴於腎在下焦發揮攝納的作用。只有腎氣充足，肺得其滋助，才能氣道通暢，呼吸均勻；如果氣虛而不能納氣時，就會出現動則氣短，呼多吸少，上氣不接下氣。像日常生活中較常見的吸氣困難的喘息病，就稱之為「腎不納氣」，需要用補腎納氣的方法治療。

我們一再強調，中醫講究的是「整體辨證施治」，所以五臟六腑的關係，並不是各自為營的，五臟之間相互都有關聯，說來比較複雜，但是根本上無外乎「五行相生相剋」。打個很簡單的比方，許多女性極喜歡在夏天吃冰淇淋和冰鎮的食物，結果帶來了婦科病，如痛經、月經不調等，其中原因很簡單。我們知道，從冰箱中拿出的物品，很快就會有許多水珠結在上邊，這是空氣中的水汽遇到冰後的反應；同樣，當冰鎮食物吃到肚子裡，胃裡面也會有冷氣凝結成水珠，這些水珠會停留在脾臟（中醫的脾臟）內，就是脾胃瀦留，導致脾臟的氣血通道堵塞，不能正常工作或停止工作，於是引發腎臟的反應，這下婦科病來了。還有夏天冷氣過冷、冬天穿裙裝，都易導致婦科疾病，都是同樣的道理。所以，五臟絕不僅僅只是機械地各司其職，而這告訴我們，在食養五臟時，一是在講究食材搭配、食養某個臟器的同時，也兼顧其他的相關臟器；二是有時還可透過調理另一臟器來食療、食養目的臟器。

中醫的五臟六腑包括了上至君王、將軍、宰相，下到俯首甘為孺子牛的公僕以及米庫糧倉，真可謂建立一個國家所需的一應俱全。也正因此，所以人體實際上就是一個小小的國家，各個器官、

組織緊密團結在以心臟為中心的領導團隊周圍，分工合作，各盡其責，保證了身體這個小小的王國的正常運轉和日常生活。

第七章　性味

每一種食物和藥材都有各自的特性和作用，我們可以利用食物和藥物的特性來糾正疾病或先天導致的人體陰陽偏盛偏衰。掌握了溫、熱、寒、涼四性及辛、甘、酸、苦、鹹五味就基本掌握了食物的特性，可自己進行食療選方。

　　一切疾病的發生和發展，實際上都意味著陰陽邪正的相互消長，表現為機體（臟腑、經絡）功能失常，反映出來就是各種症狀和體徵，比如頭疼、發燒之類。而藥物治療疾病，用中醫的說法是祛除病邪，消除陰陽偏盛偏衰的病理狀態，這樣才能恢復人體健康。但是，這裡有個前提，得弄對——比如，黃耆補氣、大黃通便，那麼補氣、通便分別是黃耆，大黃；如果用大黃去補氣，或者白蘿蔔去補氣，那就適得其反了，因為白蘿蔔是下氣的。

　　這裡問題就來了，怎麼知道「損有餘而補不足」是正確的，而不是「補有餘而損不足」，比如陽亢時火上澆油或陰虛時雪上加霜呢？這就牽涉到藥的性味。那麼多藥材、食材，種類繁多，每種藥物都有一定適應範圍，可以治療相應的疾病。這些治療作用就是由藥物各自的若干特性和作用而產生的，也稱之為藥物的偏性。用藥物的偏性糾正疾病表現的陰陽偏盛偏衰，這些特性（偏性）也就是中藥的性能，也即中藥的藥物作用。

◎ 一、四性

　　所謂「性」，是指藥物的性質，或者說藥性，是藥物的寒、

熱、溫、涼四種不同的屬性，古人稱為四氣。其中溫與熱，寒與涼
具有共性，只不過冷熱的程度不一樣，所以前文講人的體質時簡化
為熱性和寒性兩大類。

　　此外，還有一種藥性較平和，我們講體質時稱為「中性」，在
中藥裡面稱「平性」。根據陰陽分類，臨床上，一般把具有溫裡散
寒、助陽益火、活血通絡、行氣疏肝、芳香開竅等興奮人體功能活
動的藥物定為溫、熱性，把具有清熱瀉火、涼血解表、平肝潛陽等
降低人體病理性功能亢進的藥物定為寒、涼藥。

　　溫熱性藥物能升人陽氣，增強人體的功能活動；寒涼性藥物能
降低人的陽氣，減弱人的功能活動，所以治療時要反過來「糾偏」
——治療熱證的藥物是寒涼的，治療寒證的藥物是溫熱的，這就是
最簡單的中醫藥理。

　　當然，食養和食療中食材的四性，尤其是溫熱之間、寒涼之間
差別相對沒那麼強烈，但也大致如此。

◎ 二、五味

　　所謂味，就是指食材藥材的味道，就像吃辣椒是辣的、咀嚼甘
草有一股甜味。具體說來，藥物中有辛、甘、酸、苦、鹹五種不同
的滋味。古時有「神農嚐百草，一日遇七十毒」的傳說，人類就是
在尋找食物嘗試各類葉、根、莖、果的過程中，品嚐到各種物質的
不同滋味，同時發現某些食材有致吐、下瀉、鎮靜、止血等作用，
於是當人們發生疾病時根據經驗利用這些食材來治病，經過反覆試
驗實踐，總結出藥物的滋味和功效之間的關係。所以說，五味是根
據味覺來的，或者說是根據治療效果而確定的。事實上，如果大家
記住了前面那張「五行對應關係表」，馬上就可以反應過來，五味

分別對應哪五行，對應哪五臟，也就大致可以知道它們分別對哪些臟器可以產生正面（相生）或反面（相剋）的作用。

《洪範》云：「酸味屬木，苦味屬火，甘味屬土，辛味屬金，鹹味屬水。」而《素問‧藏氣法時論》直接指出：「辛散，酸收，甘緩，苦堅，鹹軟」，這是對五味作用的最早概括。後世在此基礎上進一步補充，日臻完善。現據前人的論述，結合臨床實踐，將五味所代表藥物的作用及主治病證分述如下：

1、辛

辛即辣味，「能散能行」，即發散、行氣、行血，也就是具有開通味覺、刺激食欲、增強食量的作用，還具有行氣、發汗的效果。一般來講，解表藥、行氣藥、活血藥多具有辛味，因此辛味藥多用治表證及氣血阻滯之證。如蘇葉發散風寒、木香行氣除脹、川芎活血化瘀等。此外，《內經》云：「辛以潤之」，就是說辛味藥還有潤養的作用，如款冬花潤肺止咳、菟絲子滋養補腎等。

常見的辛味食材如蔥、薑、薄荷、辣椒、胡椒等，雖然作為食材的「治療」效果相對會弱一些，但藥食同源，同樣可以用它們來發揮相應作用。比如用生薑擦頭皮用於刺激血液循環，增加相關部位毛囊營養而使毛髮增粗、增多或再生；感冒了喝薑茶發汗；食欲不振或四肢體寒時吃點辣椒或辣味較濃的火鍋等。

2、甘

甘即甜味，「能補，能和，能緩」，即具有補益、和中、調和藥性和緩急止痛的作用。一般來講，滋養補虛、調和藥性及制止疼痛的藥物多具有甘味。甘味藥多用治正氣虛弱、身體諸痛及調和藥性、中毒解救等幾個方面。如人參大補元氣、麥冬甘能養陰、熟地

滋補精血、飴糖緩急止痛、甘草調和藥性並解藥食中毒等。

　　常見的甘味食材如蜂蜜、飴糖、甘草等，作為甘味食物，能補益氣血、滋陰潤燥。比如女性多喝冰糖蓮子湯、紅棗銀耳湯等不僅補營養，還能使皮膚光滑、鮮嫩、潔白細膩。

3、酸

　　酸或澀味，「能收能澀」，即具有收斂、固澀的作用。一般固表止汗、斂肺止咳、澀腸止瀉、固精縮尿、固崩止帶的藥物多具有酸味。酸味藥多用治體虛多汗、脾虛久瀉、肺虛久咳、久瀉腸滑、遺精滑精、遺尿尿頻、崩帶不止等證，如五味子固表止汗、五倍子澀腸止瀉、山茱萸澀精止遺以及赤石脂固崩止帶等。

　　酸澀類食物，比如用烏梅斂肺止咳、感冒或腹瀉多吃點陳醋、夏季喝酸梅湯解渴，也在不知不覺中運用起相關功效。此外，酸味食物也可用於皮膚濕瘡、燒燙傷等。

4、苦

　　「能泄，能燥，能堅」，即具有清泄火熱、泄降氣逆、通泄大便、燥濕、堅陰（瀉火存陰）等作用。一般來講，清熱瀉火、開胃解毒、下氣平喘、降逆止嘔、通利大便、清熱燥濕、苦溫燥濕、瀉火存陰的藥物多具有苦味。苦味藥多用治熱證、火證、喘咳、嘔惡、便祕、濕證、陰虛火旺等證。如黃芩、梔子清熱瀉火，杏仁、葶藶子降氣平喘，半夏、陳皮降逆止嘔，大黃、枳實瀉熱通便，龍膽草、黃連清熱燥濕，蒼朮、厚朴苦溫燥濕，知母、黃柏瀉火存陰等。

　　常見苦味食材如杏仁、萵苣、苦瓜等，作為苦味食物，如苦瓜可清熱燥濕、降糖，西洋參能清火生津，這方面的例子很多。此

外，當罹患頭瘡、疥癬等外表疾病時，可以考慮試試「吃點苦」。

5、鹹

「能下，能軟」，即具有瀉下通便、軟堅散結的作用。一般來講，瀉下或潤下通便及軟化堅硬、消散結塊的藥物多具有鹹味。鹹味藥多用治大便燥結、痰核、瘰瘤等證。如芒硝瀉熱通便，海藻、牡蠣散癭，鱉甲軟堅消癥等。

常見食材有海帶、海藻、海蜇等。所以，便祕時可以吃點芹菜，做點海帶湯，多喝點略帶苦味的綠茶；生了結節性痤瘡之類，不妨試試吃點如海藻、昆布之類的鹹食。

◀ 表7-1　五味用藥表

五味	相關作用及藥物舉例			
辛	發散，行氣血，滋補潤養	行氣血：陳皮、木香、川芎	滋補潤養：菟絲子、蛇床子	發散：麻黃、薄荷
甘	補益，和中緩急	滋補氣血：黨參、熟地	緩解腹中攣急疼痛：飴糖、甘草	
酸（澀）	收斂，固澀（止瀉、止血）	收斂自汗、盜汗：龍骨、牡蠣	固澀久瀉，脫肛：赤石脂、罌粟殼	尿頻、失禁：桑螵蛸、覆盆子
苦	瀉火，燥濕，通泄下降	泄降肺氣，止咳平喘：杏仁	清泄（瀉火泄熱）：山梔	燥濕：黃連清濕熱，厚朴溫化寒濕
鹹	軟堅散結，瀉下，潛降	軟堅散結：海藻、瓦楞子	瀉下：芒硝	潛降：羚羊角、石決明

需要特別說明的是，只要是與中醫相關的內容，我們腦海裡一定不要缺了「整體辨證、相互聯繫」的觀念，千萬不要談及哪一個就只想哪一個個體，一定要聯繫其他相關的。這個理念貫穿全書，比如此處上述五味，雖然作用各異，但其中某些藥物不可避免地會有一定程度的通性，所以五味又可以歸入陰陽兩類。《內經・至真要大論》：「辛甘發散為陽，酸苦湧泄為陰」「鹹味湧泄為陰，淡味滲泄為陽」，也就是按藥物之味將它們歸入陰陽兩類，其中辛甘淡味藥物屬陽、酸苦鹹味藥物屬陰。

　　整體上講，性味組合相同的藥物，其主要作用也大致相近，比如紫蘇、荊芥、蔥白均辛溫，它們都有發汗解表的作用，可用於外感風寒表證。但要注意的是，性味不同的藥物，功效就有區別，即便是性同味異，或味同性異的藥物，在功效上也是同中有異。

　　比如，同為寒性藥物的梔子、淡竹葉和浮萍，三者的共同之處在於性寒，均有清熱作用，但因為其味不同，所以它們的作用也有差異：梔子苦寒，清熱瀉火、涼血解毒；淡竹葉甘寒，清熱利尿；浮萍辛寒，疏散風熱、利尿退腫。

　　再比如，同為甘味藥物的杜仲、石斛和甘草，共同之處是味甘，所以都有補益的功效，但因為其性不同，作用又有差異：杜仲甘溫以補肝腎、強筋骨、安胎；石斛甘微寒，以養陰潛熱生津；甘草甘平，以補脾益氣、清熱解毒、潤肺止咳、緩急止痛、調和諸藥。

　　還比如，同為辛味藥，又有辛熱（附子）、辛溫（半夏）、辛平（佩蘭）、辛涼（薄荷）、辛寒（浮萍）等的差別，它們的熱性由熱漸寒，陽性也依次遞減。

◎ 三、溫、熱、寒、涼食材

看到這裡，有些讀者朋友可能開始頭大了：太複雜了，這麼多細微差別，叫我如何是好。其實這還不複雜，像某些藥物，兼有兩種以上的味，比如生地黃甘苦寒、桂枝辛甘溫、當歸甘辛溫等，要是幾種食材、藥材搭配，甚至更講究一點「君臣佐使」，豈不是更加「剪不斷理還亂」的一團亂麻？

別急，其實也有辦法，任他孫猴子千變萬化，不離其猴子的本性。食養食療時遵循三條原則就夠了：

第一，雖然藥物的性味是很複雜的，但只要我們懂得「兩點論」──掌握主要關鍵、掌握主要關鍵的主要方面，問題就可以迎刃而解。五味相兼，那麼只要根據某一藥物的功能大小而分清主次即可。比如當歸，為常用補血、和血之品，首列甘溫；它還有活血調經之力，那是因為還有辛味的緣故，所以當歸要發揮其主要作用，性味定為甘辛溫。再比如桂枝，長於調和營衛、發散風寒，所以作為解表藥首列辛味；至於它兼有的補益強壯作用，也是因為有甘味之功。由於溫經通絡、溫陽化氣是辛甘味歸屬陽溫的共同作用，所以把桂枝的性味定為辛甘溫。其他種種，都可以根據主次功能以此類推。

第二，雖然性味不一，但「性」是本。任何食材藥材，著眼於其性屬陰還是屬陽，其功效的大方向就定了。自從五味作為歸納藥物作用的理論出現後，五味的「味」也就超出了味覺的範圍，而是建立在功效的基礎之上了。因此，本草書籍的記載中有時出現與實際口嚐味道不相符的地方。總之，五味的含義既代表了藥物味道的「味」，又包含了藥物作用的「味」，而後者構成了五味理論的主要內容。如果本身身體沒有病，只是自家食養食療，那麼那些細微

差別就問題不大。

第三，還有一個「殺手鐧」，就是前面也曾不只一次的用過的「化」：如果嫌太麻煩，可以簡化——大事化小、小事化無，化繁為簡。怎麼化呢？《內經》云：「辛甘淡屬陽、酸苦鹹屬陰。」所以我們和先前的「五行體質」簡化一樣，直接將它們劃歸兩邊，即熱性、寒性，再加一個兩邊都不得罪、不偏不倚的中性好了。

如此，可以將食物分涼性、溫性與平性舉例分列如下：

溫（熱）性食材如：雞肉、羊肉、鹿肉、鮑魚、帶魚、蝦米、鰱魚、鱔魚、草魚、蚌、海參、韭菜、榨菜、洋蔥、香菜、辣椒、胡椒、桂皮、枸杞、豆蔻、薑、蔥、大蒜、白扁豆、龍眼肉、荔枝、紅棗、桃、櫻桃、柿餅、石榴、紅糖、葡萄乾、金橘、梅子、菜籽油、豆油、咖啡、糯米，等等。此類食物多有溫經、助陽、活血、通絡、散寒等作用，按照「損有餘而補不足」的原則，適合虛寒體質者食用，自然可以防病於未然。

涼（寒）性食材如：鴨肉、兔肉、蟹、海蜇、海螺、鯉魚、蛇、鴨蛋、冬瓜、苦瓜、絲瓜、竹筍、茄子、紫菜、紫草、海帶、芹菜、油菜、蘑菇、蓮藕、甜菜、茭白筍、筍、慈姑、荸薺、百合、綠豆、豆芽菜、豆腐、豆漿、豆豉、西瓜、香蕉、梨、白葡萄、甘蔗、柚子、桑椹、李子、柿子、小麥、薏米、茶葉等，這些多有滋陰清熱、瀉火、涼血、解毒作用，適合熱性體質者食用，

還有一類平性食物，則像萬金油，各種體質的每人平均可食用。例如：鴿肉、蝦、青魚、干貝、泥鰍、鯽魚、鰻魚、雞蛋、鵪鶉蛋、南瓜、黃瓜、馬鈴薯、大白菜、豌豆苗、大頭菜、雪裡紅、胡蘿蔔、猴頭菇、木耳、燕窩、番茄、芋頭、花生、栗子、豌豆、

豇豆、黃豆、黑豆、橄欖、冰糖、芝麻、葵花籽等等。

小叮嚀

中藥性味功能口訣

中藥種類多，性能各不同；寒涼能清熱，溫熱祛寒用；

辛味能行散，甘緩能補中；苦味能泄降，酸澀收斂功；

鹹味能軟堅，淡滲利水通；甘寒能養陰，芳香必止痛；

麻舌常有毒，香竄開竅能；氣味相結合，配伍貴變通。

第八章　歸經

歸經可以理解為某種藥物對特定臟腑的親和力，利用這種親和力，可以更有針對性地進行食療養生。

俗話說：「物以類聚，人以群分。」萬事萬物，都可以根據它們的某些特徵做不同歸類。

比如同樣一個人，可以根據他的性別分男女，身高分高矮，體態分胖瘦，年紀分長幼……；一把椅子，根據材質分木的還是鐵的，形狀分方的還是圓的，等等。

對於食材和中草藥，當然也可以分類。比如，根據其屬性，可以分肉類、魚類、蔬菜瓜果等；根據其取材部位，可以分花、葉、子、實、塊、莖等；根據其顏色，可以分紅色、黃色、綠色、黑色、白色；根據味道的不同，可以分甜的、鹹的、酸的、苦的……這樣算來，就有非常多的分類了。

我們不能說哪一種分類有用，哪一種分類無用，因為這取決於分類的目的和標準。比如，我們上廁所，男女的分類就太重要了；相對的，小學生報名上學，男女的分類就基本沒意義，倒是年紀的大小比較重要；而到了安排座位的時候，高矮就比較關鍵，因為高個子同學坐前面的話會擋住後面同學的視線。

◯ 一、什麼是歸經

繞了一大圈，是為了說明食材、藥材分類的科學性對於食養五臟的重要性。前面講了食材、藥材的性味，這是一種很重要的分

類。但是，具體到某個臟器需要保養，如何選擇呢？當然我們可以應用前面講的五行對應，但這還是略微寬泛了一點。古人很聰明，他們採用的辦法，叫做「歸經」。

所謂歸經，是指食材藥材對於機體某部分的選擇性作用，也就是某藥對某些臟腑經絡有特殊的親和作用，因而對這些部位的病變發揮主要或特殊的治療作用。更直白一點地說，就是某個對象（食物、藥物、顏色等）對於人體某些部位、器官、系統等有特別的作用，古人就把它們歸到同一類。

用一個中性一點的詞，歸經就相當於某藥對某臟器「投其所好」，而用個不好聽的詞語，就是「臭味相投」。打個不是很恰當但最直觀的例子，比如眼藥水，就是點眼睛的，它主要對眼睛有用，我們拿它去對手上的傷口消毒，就沒什麼用。那麼，眼藥水之於眼睛，它就有一種「專門配套」的「標靶」作用，這就類似把眼藥水「歸經」為「入眼睛經」而不是「手經」（當然中醫上沒這種說法，但歸經大致就這麼回事）。

◎ 二、六經用藥

東漢的大醫國手張仲景先生，著《傷寒論》創立了六經辨證系統，以太陽、陽明、少陽、太陰、少陰、厥陰六經為綱分析全身性證候，所說的六經兼及絡脈、經筋、皮膚的範圍，臨床上便出現了六經用藥的歸經方法。如麻黃、桂枝為太陽經藥，石膏、知母為陽明經藥，等等。

又因為《傷寒論》六經每經可分為手足二經，故實際上為十二

經。後來，又有溫病學派的崛起，劃分得更加細微，當然對於普通讀者來說也就更加複雜。其實，就像上文所言，即便說不上來那麼清楚，但我們能夠明白，可以意會歸經是怎麼回事就成。下面這個表，各舉了一些引經藥物（也就是藥引，相當於西醫學的載體學說裡面的「載體」，其作用類似於鞭炮的引線、炸藥包的導火索）的例子，大家瞭解即可。

◀ 表8-1　引經藥物舉例表

臟腑經絡	引經藥	臟腑經絡	引經藥
手太陽小腸經	木通、竹葉	足太陽膀胱經	羌活
手陽明大腸經	白芷、升麻、石膏	足陽明胃經	白芷、石膏、葛根
手少陽三焦經	柴胡、連翹	足少陽膽經	柴胡、青皮
手太陰肺經	桔梗、升麻、蔥白	足太陰脾經	升麻、蒼朮
手少陰心經	黃連、細辛	足少陰腎經	獨活、肉桂、細辛
手厥陰心包經	丹皮、柴胡	足厥陰肝經	青皮、川芎、柴胡

瞭解了什麼叫歸經，就可以理解歸經實際上指明了藥物治病的適用範圍，也就是說明了藥效所在，包含了藥物定性定位的概念，也是闡明藥物作用機制。藥物的歸經不同，其治療作用也不同。

◎ 三、歸經的作用

有時候在書上或者網路上看到某種藥材或食材入什麼經，比如：胡蘿蔔入肺經，兼入脾經，那麼我們就可以知道胡蘿蔔對肺和

脾有特殊作用。確實，中醫認為胡蘿蔔健脾、化滯，用來治消化不良、久痢、咳嗽等。再比如，白蘿蔔入肺經，性甘平辛，歸肺脾經，具有下氣、消食、潤肺、解毒生津、利尿通便的功效，主治肺痿、肺熱、便祕、吐血、氣脹、食滯、消化不良、痰多、大小便不通暢、酒精中毒等。

看了以上兩個例子，有些朋友可能就會覺得奇怪，它們都是蘿蔔，也都「歸肺脾經」，但是看它們的主治範圍，明顯側重點大不一樣。胡蘿蔔主要治療胃腸方面的問題，而白蘿蔔主要側重在肺和呼吸系統的問題，為什麼這樣呢？

這就又要大家回想前面的「五行關係對照表」了，這一對照，是不是就恍然大悟了呢？——白蘿蔔，色白，性平，味甘辛，屬金，對應於肺臟，所以入肺經，當然用於與肺有關的下氣等；而胡蘿蔔，色黃，性平，味甘，屬土，對應於脾臟，當然用於改善胃腸方面的問題了。

透過胡蘿蔔、白蘿蔔的對比舉例，大家應該對古人這套「歸經」辦法的作用有了一個大致的感性認識了。那麼另一個問題又來了，這個歸經，到底是以什麼為標準，如何演變過來的呢？答案是透過臟腑辨證用藥，從臨床療效觀察中總結的。

事實上，古人的中藥歸經理論形成，是在中醫基本理論指導下以臟腑經絡學說為基礎，立足於藥物自身的特性，以藥物所治療的具體病證為依據，經過長期臨床實踐總結出來的。古人認為，由於經絡溝通人體內外表裡，所以一旦機體發生病變，那麼體表的病變可以透過經絡影響到內在臟腑；反過來，內在的臟腑病變也可以反映到體表上來。由於發病的臟腑及經絡循行部位不同，臨床上所表現的症狀也不相同。比如，肝經病變每見脅痛抽搐等證，選用白芍、鉤藤能治癒右下腹疼痛抽搐等症狀，則說明它們歸肝經；心經

病變多見心悸失眠，臨床用朱砂、遠志能治癒心悸失眠，說明它們歸心經。再比如，肺經病變常見胸悶喘咳，用桔梗、蘇子能治癒喘咳胸悶，說明它們歸肺經……

此外，就如上一節所講，藥物食材都有其自身的特性，形、色、味、性等都不同，也可以此歸經。比如味辛、色白入肺經、大腸經；味苦、色赤入心經、小腸經等，都是以藥物的色與味作歸經依據的。再比如麝香芳香開竅入心經、連翹像心而入心經清心降火、佩蘭芳香醒脾入脾經等等，這些是以形、氣歸經的例子。這其中，最主要的還是根據五味來歸經的。

也許，有人就會說了，歸經就這麼簡單嗎？當然沒這麼簡單：

第一，有時候藥物特性與歸經沒有必然聯繫，靠性味來歸經並不是完全放之四海而皆準的。

第二，前面一再強調，中醫講究「陰陽調和」「五行相生相剋」「整體辨證施治」，也舉了一池水「動態平衡」的例子，也就是說，萬事萬物都是一個整體的互動，彼此相互聯繫、相互作用。

很多時候，一種藥材不僅僅只是對某一個臟器產生作用，或者因為對這個臟器的作用而導致這個臟器的運作，牽涉帶動另外的臟器運作，於是連環互動；比如，麻黃歸肺經與膀胱經，它既能發汗宣肺平喘，治療外感風寒及咳喘之證；又能宣肺利尿，治療風水水腫之證。像這就是一藥能歸數經的例子，實際上是其治療範圍的擴大。

另外，因為相生相剋，一種藥物產生正面作用的同時，不可避免地對相關臟器或其他臟器產生或大或小的負面作用，這樣，問題就一下子變得複雜了。比如，臨床實踐中，腎陰不足，水不涵木，肝火上炎，目赤頭暈，治療時當選用黃柏、知母、枸杞、菊花、地黃等肝、腎兩經的藥物來治療，以益陰降火、滋水涵木。

再比如，肺病久咳，痰濕稽留，損傷脾氣，這就是肺病及脾，脾肺兩虛，治療時則要肺脾兼顧，採用黨參、白朮、茯苓、陳皮、半夏等肺、脾兩經的藥物來治療，以補脾益肺，培土生金。這兩個例子，都兼顧了前文所說的五行相生相剋、相乘相侮的關係，而不僅僅只是拘泥於見肝治肝、見肺治肺的單純分經用藥的方法。

總體而論，歸經這回事，是個比較複雜的事。古人弄了幾千年，也沒有完全把它們歸清理順。比如，據不完全統計，僅大黃一味就有十四種歸經的說法，涉及十經之多，按照現代排列組合，估計得用個大電腦來處理。這充分說明，歸經學說有待整理、提高和完善。

好在，我們普通老百姓在家裡生火做飯、食養食療，也不需要弄得那麼深入和細緻入微。我們只要牢牢把握一條：依照「五行對應關係表」，根據食材藥材的性、味、形、色的五行對應歸經作為選材用藥的依據，就大致錯不了。

延伸閱讀
用藥禁忌

俗話說：「病從口入。」我們這本書主要是幫助大家養生，保養好身體五臟，防病於未然、祛除百病，前提自然是安全第一。

我們大講特講了食材藥材的性味、歸經，講了寒涼的分類和五行相生相剋，也許有人還是有點心裡打鼓，我這個大外行，就看了你們的書照做，有沒有可能食材搭配錯誤出問題呢？

別擔心，這個我們也替您考慮到了，所以專門列出搭配和用藥禁忌，確保安全。

用藥禁忌主要分四個方面：

一、有毒中藥

這裡所稱的有毒中藥，是指《醫療用毒性藥品管理辦法》的中藥種類。即：砒石、砒霜、水銀、生馬錢子、生川烏、生草烏、生白附子、生附子、生半夏、生南星、生巴豆、斑蝥、青娘蟲、紅娘蟲、生甘遂、生狼毒、生藤黃、生千金子、生天仙子、鬧羊花、雪上一枝蒿、紅升丹、白降丹、蟾酥、洋金花、紅粉、輕粉、雄黃。

這些，食療時要避免使用。

二、配伍禁忌

大家可能還記得小時候去醫院打針，在注射室裡面，會看到牆上貼著一張像很多級臺階一樣的大表，講各種藥物的配伍禁忌（當然現在就很少看到了，因為大家都習慣打點滴了）。西藥有配伍禁忌，中藥當然也有。

所謂配伍禁忌，就是兩種藥物同時使用會產生毒、副作用，或使

療效降低或消除。古人是很負責的，他們總結出了用藥的「十八反」與「十九畏」，所謂反和畏，也就大致相當於前面所講五行相剋裡面的「相剋、相乘、相侮」。

◆十八反

甘草反甘遂、大戟、芫化、海藻；

烏頭反貝母、瓜蔞、半夏、白蘞、白及；

藜蘆反人參、沙參、丹參、玄參、苦參、細辛、芍藥。

為了方便記憶，張子和在《儒門事親》中有歌訣：

「本草明言十八反，半蔞貝蘞及攻烏，藻戟遂芫俱戰草，諸參辛芍叛藜蘆。」

◆十九畏

硫磺畏樸硝；

水銀畏砒霜；

狼毒畏密陀僧；

巴豆畏牽牛；

丁香畏鬱金；

川烏、草烏畏犀角；

牙硝畏三稜；

官桂畏石脂；

人參畏五靈脂。

為了方便記憶，明代劉純在《醫經小學》中有歌訣：

「硫黃原是火中精，樸硝一見便相爭，水銀莫與砒霜見，狼毒最怕密陀僧，巴豆性烈最為上，偏與牽牛不順情，丁香莫與鬱金見，牙硝難合京三稜，川烏、草烏不順犀，人參最怕五靈脂，官桂善能調冷氣，若逢石脂便相欺，大凡修合看順逆，炮爁炙煿莫相依。」

　　以上的配伍禁忌，只供用藥時參考，也不是絕對的。事實上，在古今配方中也有反、畏同用的例子，比如甘遂與甘草同用治療腹水，可以更好地發揮甘遂瀉水的藥效；黨參與五靈脂同用治療胃脘痛，可以補脾胃、止疼痛，而藥效無損等。但是，作為老百姓，安全第一，既然對「以毒攻毒」不在行，就在食養食療時避開好了，大家可以把它寫下來貼在廚房某處。

◎ 三、服藥時的飲食禁忌

　　所謂飲食禁忌，簡稱食忌，也就是通常所說的忌口，提醒服用某些藥時不可同吃某種食物。《本草經集注》說：「服藥不可多食生葫荽及蒜、雞、生菜，又不可多食諸滑物果實等，又不可多食肥豬、犬肉、油膩肥羹、魚鱠、腥臊等物。」這就指出了在服藥期間，一般應忌食生冷、油膩、腥羶、有刺激性的食物。

　　此外，根據病情的不同，飲食禁忌也有區別。如熱性病，應忌食辛辣、油膩、煎炸性食物；寒性病，應忌食生冷食物、清涼飲料等；胸痺患者應忌食肥肉、脂肪、動物內臟及菸、酒等；肝陽上亢、頭暈目眩、煩躁易怒等應忌食胡椒、辣椒、大蒜、白酒等辛熱助陽之品；黃疸脅痛應忌食動物脂肪及辛辣菸酒等刺激物品；脾胃虛弱者應忌食油炸黏膩、寒冷固硬、不易消化的食物；腎病水腫應忌食鹽、鹼過多和酸辣太過的刺激食品；瘡瘍、皮膚病患者，應忌食魚、蝦、蟹等腥

膻發物及辛辣刺激性食品。另外，服用發汗藥應忌生冷；調理脾胃藥應忌油膩；消腫、理氣藥應忌豆類；止咳平喘藥應忌魚腥；止瀉藥應忌瓜果等等。

此外，在古代文獻上，還有甘草、黃連、桔梗、烏梅忌豬肉；常山忌蔥；地黃、何首烏忌蔥、蒜、蘿蔔；丹參、茯苓忌醋；茯苓、使君子忌茶；薄荷忌鱉肉；鱉甲忌莧菜；蜜反生蔥、柿反蟹等記載。

⚫ 四、妊娠用藥禁忌

妊娠期間如果不慎服用某些藥物，可能會引起胎動不安，甚至造成流產。根據藥物對胎兒影響程度的大小，分禁用與慎用兩類。

禁用藥大多為毒性較強或藥性猛烈，比如劇烈瀉下藥巴豆、蘆薈、番瀉葉；逐水藥芫花、甘遂、大戟、商陸、牽牛子；催吐藥瓜蒂、藜蘆；麻醉藥鬧羊花；破血通經藥乾漆、三稜、莪朮、阿魏、水蛭、虻蟲；通竅藥麝香、蟾酥、穿山甲；其他劇毒藥如水銀、砒霜、生附子、輕粉等。

慎用藥大多是烈性或有小毒的藥物。比如瀉下藥大黃、芒硝；活血祛瘀藥桃仁、紅花、乳香、沒藥、王不留行、益母草、五靈脂等；通淋利水藥冬葵子、薏仁；重鎮降逆藥磁石；其他如半夏、南星、牛黃、貫眾等。

凡禁用藥都不能使用，慎用藥則應根據孕婦病情酌情使用。可用可不用的，最好儘量避免使用，以免發生事故。

下篇

五色五時養五臟

我們希望保持身體健康，談養生，學養生，實質是養五臟。

在前面，我們談了「拿什麼養生」的相關問題，也就是養生的食材、藥材性味歸經；談了「養什麼」的相關問題，也就是養生的對象，即人體的五型體質和五臟對應；也大致提及了「怎麼養生」的理念，也就是整體辨證施治、陰陽調和、五行相生相剋達到一種相對平衡，保證人體自穩態這「一池子水」的動態平衡。具體的指導方針和辦法，就是「損有餘而補不足」，用白話就是「多了就減，少了就補」。

大致而論，掌握了上面這些，基本上就可以在家裡針對自己的身體狀況食養、食補、食療了。但很多朋友可能覺得，好像差點什麼：雖然做不到望、聞、問、切之後，對具體的頭痛眼花等等問題都細緻入微地一一對症治療，起碼要做到有針對性地食養五臟吧？

有個好辦法，就是做到五色搭配即可。比如在家裡下麵條吃，泡麵最差，不僅沒什麼營養，還因為裡面加了不少色素和食物添加劑、防腐劑，對肝臟、腎臟都不太好，最好少吃或不吃。那麼下白麵呢，比泡麵好一點點，因為自己做，衛生，少了添加劑、防腐劑，但是畢竟營養不夠。這個問題怎麼解決？很好辦，冰箱裡還有雞蛋或是豬肝或是肉嗎？如果有雞蛋，蛋白質之類的營養就有保證了。如果有肉，豬肉、牛肉屬於紅色食品，雞肉屬於白色食品，這就補了對應的臟器了，而豬肝對肝臟有利是大家都知道的。要是家裡這些也沒有，那怎麼辦？有白菜、黃瓜等綠色蔬菜嗎？有番茄嗎？胡蘿蔔呢？您看，這樣不就把紅綠黃色食材搭配好了？如果再加上辛辣的薑、天然抗生素白色大蒜、酸味的醋、鹹味的鹽，五味補五臟，又多補了幾個臟器。

還有一類神奇的食物，同一類五色齊全，你猜到沒有？提示一句：「要長壽，多吃豆！」對了，豆，五色都有——紅豆、黃豆、

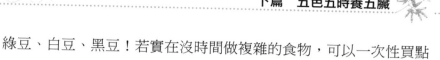

綠豆、白豆、黑豆！若實在沒時間做複雜的食物，可以一次性買點五色豆，打豆漿、熬紅豆粥、煮綠豆湯喝……

所以，五色五味補五臟，很簡單，只要你懂得了前面講過的對應關係，你就可以隨手在家裡做起來！

還有一個問題，有朋友可能會說：「五色搭配的道理我懂了，那麼五時養五臟又作何解釋呢？」《素問・四時刺逆從論》：「春者，天氣始開，地氣始泄，凍解冰釋，水行經通，故人氣在脈。夏者，經滿氣溢，入孫絡受血，皮膚充實。長夏者，經絡皆盛，內溢肌中。秋者，天氣始收，腠理閉塞，皮膚引急。冬者蓋藏，血氣在中，內著骨髓，通於五臟。是故邪氣者，常隨四時之氣血而入客也，至其變化不可為準，然必從其經氣，辟除其邪，除其邪則亂氣不生。」您看，古人都早已想到幫忙解釋了。因為四季皆有不同邪氣侵犯人體，人體五臟的生理活動，必須適應四時陰陽的變化，才能與外界環境保持協調平衡。相應的，只有四季調養，做好防範，才能抵禦外邪，身體亂氣不生，以此永保健康。

必須說明的是，五色五時食養五臟並不是機械的。比如談春季養肝，只是因為春季更適合養肝，並不是說只有春季才能養肝。像炎炎夏日，食欲不振，喝點「綠豆冬瓜湯」就不僅清熱解毒，實際上也有清肝火之效。而五色食材養五臟，也並不是絕對的某色只對應某個臟器，比如枸杞為紅色，不僅養血，也能養肝。

另外，書中所列的食譜相對來說比較簡單，湯、飲類較多，這也是有講究的。作為讀者看書，似乎只有博大精深買回去才顯得物有所值。其實，從養生和實際操作的角度來看，在保證「食效」的前提下，食材越簡單常見、食譜越簡單越好。至於多列湯飲，是因為人出生是在羊水環繞的環境，成長後血漿幾乎97%都是水，湯飲更利於吸收。所以，有病沒病多喝湯，對皮膚及身體各器官只有好

處。

下面，我們就來具體講如何結合時令季節，吃五色五味食材，保養五臟，祛除百病！

第九章　春季青色食材養肝

「一年之計在於春」，春天陽氣初盛，而五行中肝臟對應木，對應春季，所以春季正是養肝的好時節。注意平時不要輕易發怒，多吃青色的、酸味的食物，多聽舒緩的音樂。

「一年之計在於春」，春天陽氣初盛，而五行中肝臟對應木，對應春季，所以春季正是養肝的好時節。

我們不妨先對照下表回顧一下，上篇裡曾經講過的與肝臟相關的內容。

五臟	五行	在時	五色	其味	其腑	在竅	其榮	在志	其音
肝	木	春	青	酸	膽	目	爪	怒	角

肝臟拜將軍之官，在現代應該相當於總司令的級別，在五行裡面對應木，主藏血，其腑為膽，在時為春季，五色中對應青色……有些朋友可能會比較奇怪，這上面列得清清楚楚，還有必要這麼重複列舉嗎？

沒錯，確實有必要，因為這些是將要講到的「因時食養」的關鍵所在：

肝臟其腑為膽，因此養肝一般要連帶注意養膽；在竅為目，其榮在爪，那麼可以從自己的眼睛和手指甲的狀態判斷肝臟功能的好壞；在志為怒，那麼養肝就要注意平時不要輕易發怒；在時為春季，那麼養肝最好的時機就是春季了；其色對應青色，那麼一般吃青色食材、藥材就會有養肝的作用；其味為酸，那麼可知多吃酸味

食材對肝臟有好處；其音為角，那麼相應的聽舒緩一點的音樂……

第一節　中西醫辨識肝臟

◎ 一、西醫識肝

　　肝是我們人體中最大的實質性腺體（和膽、胃不一樣，那兩兄弟都是空皮袋子），成人的肝約重1.5公斤，位置是靠近右側胸第十一、十二肋骨下方，部分被肋骨擋著，對它產生保護作用。肝是由50萬～100萬個基本結構單位——六角柱狀的肝小葉構成的，質軟而脆，呈紅褐色，受到暴力打擊時容易破裂引起大出血。

　　大家可以想像一下我們到菜市場去買豬肝的情形，如果哪個豬肝比較硬，或者顏色不對，那就說明有問題。人的肝也差不多，太硬可能是因為肝硬化，太軟可能是脂肪肝，要是裡面有小結節那就更不得了了，大家都知道那是閻王聽了都聞之色變的肝癌。

　　肝臟的作用，除了是化學實驗室外，還是人體的「儲藏室」，能夠儲存暫時不被利用的物質，比如鐵、維生素A、維生素B_{12}和維生素D等。此外，肝臟還是分解有毒物質和廢損細胞的「垃圾清理廠」。我們可以設想一個巨大的化學工廠，用自己的血管系統，把所有和食物一起通過腸壁吸收到血液裡的東西都運了進來，包括營養物質、維生素、激素，還有一些亂七八糟的有害物質，比如酒精或環境中的有毒物質。現在，肝細胞的艱巨任務就是對所有這些東西進行分析、整理，並分門別類來加工處理，再把它們組合生成人體維持生命所需的重要「建築材料」：碳水化合物提供能量、蛋白質促進肌肉生長、膽固醇和運載物質構建其他脂肪分子，還有膽汁

和凝血因子。

由於肝臟要完成的任務很多，所以它的「停工」或「罷工」會給健康帶來最嚴重的損害。好在肝臟「脾氣好」，受損肝細胞很快就會被替代，即便在肝細胞不斷受到某些物質如酒精之類的侵犯時，肝組織也往往要過很長一段時間才會被徹底破壞。

醫生往往幾乎一眼就能透過下列表現，看出有嚴重肝損傷的病人：

• 眼睛和皮膚發黃（黃疸，因為膽色素進入血液）

• 皮膚像少女般柔軟，男人也一樣（雌激素分解不夠）

• 皮膚上有小出血點（凝血障礙）

• 臉上和肩部有蜘蛛痣

• 手掌呈深紅色（也稱鵝掌）

• 如果這時還能觸摸到一塊很硬的肝，甚至可能還有腹水，那就很明顯，這人患有肝硬化。

因為中醫所謂的肝臟實際上包括肝膽系統和胰腺功能，這裡也要連帶介紹下。

○ 二、西醫識膽囊

囊，是袋子的意思，出去旅遊裝衣物的袋子叫「行囊」，有時候罵人說「酒囊飯袋」，又比如佛家說人體是「臭皮囊」，都是源於此。因為肝臟每天要分泌800～1200CC膽汁，膽汁從肝管出肝後滲入肝底的肝管系統，並從那裡匯入通向十二指腸的膽總管。在膽總管的旁邊連著一個約有6公分大小的皮袋子，就是膽囊。膽囊充

當著溢流容器的作用，當腸內膽汁夠用的時候，餘下的膽汁便流入膽囊。當吃下特油膩的東西如煎雞蛋時，膽囊就將它儲存的膽汁排入膽管並進入腸道以幫助消化。

膽汁很苦，臥薪嚐膽的成語就是說越王勾踐以嚐苦味的膽汁來激勵自己勵精圖治的事。膽汁是許多消化液中的一種，是膽酸、膽色素、膽固醇和膽鹽的混合物。因為這些鹽或多或少都不太溶於水，所以，你就可以理解為什麼容易得膽結石了。膽汁流入十二指腸前在肝外流經的管道總稱為肝外膽道系統，包括肝管、肝總管、膽囊管、膽囊和膽總管，這些地方都是結石的高發區。

◎ 三、西醫識胰腺

胰腺是人體的第二大腺，橫臥在上腹部深處、胃的後面，像一條肥肥的黃舌頭。其質地柔軟，分為頭、體、尾三部。胰由外分泌部和內分泌部兩部分組成，每天分泌的胰液約1200～1500CC，其中含有多種高效消化液——酶，用於分解腸內食物中的脂肪、碳水化合物和蛋白質。

如果將胰腺的組織切片放在顯微鏡下觀察，我們馬上會看到，在大量環形腺細胞之間還有許多另一種類型的細胞堆，就像大海裡面的島嶼。早在1869年，柏林組織學家鮑爾・朗爾漢斯就注意到這個現象，他給這些「島」起了名字，就是大家很熟悉的胰島。直到很久之後，科學家們才發現，這些島細胞也在分泌著某種物質，並把它直接排入血液裡，這種分泌物就是「島激素」或稱「胰島素」。

這就是對生命有著重要意義的胰島素，它在糖代謝中發揮舉足輕重的作用，患有糖尿病或家裡有糖尿病患者的朋友，對它一定懷有深厚的感情。

◎ 四、中醫識肝

　　中醫的「肝」為五臟之一，位於右側肋下，它可不單單只是一個解剖概念上的器官，實際上還包含了肝膽系統和胰腺功能。

　　肝膽經絡在體內循環分布最廣，像太陽穴、頭、肋、下腹的兩側和生殖器部位，上至頭頂，下至足底，貫穿上下，所聯繫的臟腑最多。從中醫的角度來看，肝對應於木，木的性能是向上、向四旁舒展的，它的性格是剛勁的，所以肝性剛強躁急，喜舒暢悠遠，不可憂鬱。

　　「肝膽相照」的膽內藏膽汁，附於肝葉間，與肝相連，肝膽的經脈互相絡屬，肝脈下絡於膽，膽脈上絡於肝，構成臟腑表裡關係，肝屬裡，膽為表。膽汁的形成與分泌來自肝臟，而膽汁的排泄有利於肝的疏泄作用。如果肝失疏泄，就會影響消化功能，導致膽汁分泌、排泄異常，便會出現口苦、脹氣、食欲不振、嘔黃水甚至黃疸等症狀。臨床上一般採用肝膽同治，用清利肝膽的辦法，既治肝又治膽。此外，膽氣與人的精神情志活動有關，有主決斷的功能。《內經》說：「膽者中正之官，決斷出焉」。因而，某些驚恐、失眠、多夢、謀慮不決等精神情志症狀，多認為是膽氣虛所致，臨床上也常常從膽治療。

　　肝主「謀慮」，在志為怒。《素問‧舉痛篇》所說的「百病生於氣也」，就是對情志所傷影響氣機的調暢而言的，所以肝疏泄正常才會氣機調暢、氣血和調，人的心情舒暢、精神愉快；如果肝失疏泄則肝不舒，氣機不暢，精神憂鬱，出現鬱悶不樂、憂鬱難解或開泄太過，陽氣升騰而上，則出現心煩易怒等，所以有「怒傷肝」及「肝喜條達而惡憂鬱」的說法。一個人如果性情急躁、容易動怒，常會說那個人「肝火太旺」、「火氣很大」，這些都是說明肝

臟具有剛強躁急的特性。

肝臟既貯藏有形之血，又疏泄無形之氣。其主要生理功能是主藏血，主疏泄，肝開竅於目，肝主筋，其華在爪，這些在上篇「五臟六腑」那一節裡面已有陳述，歸納起來就是：調節血量、調節氣機、舒暢情志、疏通氣血和水道、開竅明目、調節月經等，這裡就不多說了，下面主要講一下肝臟和其他臟器的相互關係與作用。

1、肝與脾胃

脾胃是人體重要的消化器官，肝透過協調脾胃的氣機升降、分泌排泄膽汁、協助消化兩個方面，來促進脾胃消化吸收。若肝失疏泄，犯脾剋胃，必然會導致脾胃功能升降失常，會表現出肝氣鬱結，還會因胃氣不降而產生噯氣、腹悶、嘔惡、食少等症狀，又會出現消化不良的腹脹、便溏等肝脾不調的症狀。

2、肝與心

《內經》說：「肝藏血」、「心生血」，又說：「肝藏血，心行之」，所以肝臟和心臟是相輔相成的關係。沒有心生血，那麼肝臟就無血可藏，就像巧婦難為無米之炊；反過來，肝臟不藏血，心臟也「巧婦難為無米之炊」，會陷於無血可運的窘境。人體在正常情況下，血液有所藏，也有所生，才能運行全身形成循環，營養全身各個組織器官，維持人體正常的生理功能。正是由於心和肝在血行方面密切相關，所以在臨床上「心肝血虛」常常同時並見。

3、肝與腎

肝主藏血，腎主藏精。肝腎同源，精血互生，肝血需要腎精的滋養生化，腎精又需肝血化精不斷地補充，兩者相互依存，相互資

生。如果肝血不足，往往會引起腎虧；同樣，如果腎精虧損，又會導致肝血不足，所以臨床上常見肝腎兩虛的證候。正因為腎肝哥倆好同進退，常常一損俱損，一榮俱榮，同盛同衰，所以有「肝腎同源」的說法。

因為肝與腎均屬下焦，都分陰陽，平時肝陰與肝陽、腎陰與腎陽之間互相保持著相對平衡。如果因某些原因引起一方不足，相應地就會導致另一方偏亢。比如腎陰不足引起肝陰不足，會導致肝陽上亢，出現頭痛、目赤、急躁易怒等症狀；反之，一方偏盛，也可導致另一方的不足，如肝陽偏盛，下劫腎陰，形成腎陰不足，而同時出現腰困痠痛、遺精、耳鳴、五心煩熱、女子月經不調等症狀。

正因為肝臟與其他臟器相互聯繫，相互作用，所以中醫講究整體辨證施治，那麼我們在食養、食補、食療的過程中，也必須考慮到這種關聯性。

第二節　肝臟症狀自我檢測

看看您的肝臟還好嗎？

不妨對照下表，應用四診之法來為自己做一個自測吧（因為切診前面沒講，所以這裡也沒有）。這個表是按照將相同的疾患歸類在一起的方式排列，以後的類似表格，均按四診「十問歌」順序排列，大家可以先復習一下前面講的「十問歌」。

◎ 一、自我檢測

◀ 表9-1　肝臟自我檢測表

四診觀察	症狀及表現	可能問題診斷
望	眼睛佈滿紅絲	肝火上炎，肝陽上亢
	面紅	肝火上炎，肝陰不足，肝陽上亢
	易怒	肝氣鬱結，肝火上炎，肝陽上亢
聞	常有口臭	肝火上炎，肝陽上亢
問	常覺口苦	肝火上炎
	常口乾舌燥	肝火上炎，肝陰不足
	內耳腫痛	肝火上炎
	胸脇灼痛	肝火上炎
	尿黃	肝火上炎
	便祕	肝火上炎
	多夢，難以熟睡	肝火上炎，肝陽上亢
	心悸健忘	肝陽上亢
	腰痠膝軟	肝陽上亢
	頭重腳輕	肝陽上亢
	手、足心發熱	肝陰不足
	潮熱、盜汗	肝陰不足
	頭暈脹痛	肝火上炎，肝陰不足，肝陽上亢
	耳鳴如潮	肝火上炎，肝陰不足，肝陽上亢
	胸悶、痛	肝陰不足，肝氣鬱結
	腹悶、痛	肝氣鬱結
	月經不調	肝氣鬱結

◎ 二、辨證施治

當然，有些朋友會說，那些肝火上炎、肝陽上亢之類是什麼意思呢？下面，我們不僅給您解釋，而且列舉出改善和治療的方劑及相應食材藥材，這樣您就可以在家裡自己「損有餘補不足」地食養食補了。

1、肝火上炎證

肝火上炎，是指肝臟之火上逆所表現出來的症狀，多因為情志不遂，肝鬱化火，或熱邪內犯等引起。主要表現為：頭暈脹痛，面紅目赤，口苦口乾，急躁易怒，不眠或惡夢紛紜，脅肋灼痛，便祕尿黃，耳鳴如潮，吐血衄血，舌紅苔黃，脈弦數。

治療方法為清肝瀉火，常用方藥為龍膽瀉肝湯化裁，食材藥材為：龍膽草、梔子、黃芩、柴胡、丹皮、草決明、菊花等。

2、肝陰不足，肝陽上亢證

肝陰不足，肝陽上亢，是指肝腎陰虛，不能制陽，致使肝陽偏亢所表現的症狀，多因為情志過極或肝腎陰虛，致使陰不制陽、水不涵木而發病。主要表現為：眩暈耳鳴，頭目脹痛，面紅目赤，急躁易怒，心悸健忘，失眠多夢，腰膝痠軟，頭重腳輕，舌紅少苔，脈弦有力。發病原因大家可以自己嘗試應用上篇講的陰陽五行理論、肝臟功能及肝臟與其他臟器的相互關係自行推導。

治法為滋陰潛陽，方藥為一貫煎化裁，所用藥材食材為：地黃、白芍、枸杞、何首烏、五味子、女真子、旱蓮草等。

3、肝氣鬱結證

肝氣鬱結證，是指肝失疏泄，氣機鬱滯而表現的症狀。多因為情志憂鬱，或突然的精神刺激以及其他病邪的侵擾而發病。主要表現為胸脇或少腹脹悶竄痛，胸悶喜太息，情志憂鬱易怒，或咽部梅核氣，或頸部癭瘤，或癥塊。婦女可見乳房脹痛、月經不調，甚至閉經。

治法為疏肝解鬱，行氣散結，常用方藥為柴胡疏肝湯化裁，所用藥材食材為：柴胡、枳殼、香附、元胡、鬱金、川楝子、白芍、當歸等。

如同前面一再強調的「相生相剋、動態平衡」，肝氣鬱結、肝火上炎、肝陰不足、肝陽上亢這四證，也常可互相轉化：比如肝氣久鬱，可以化火；肝火上炎，火熱熾盛，可以灼爍肝陰；肝陰不足，可致肝陽上亢；而肝陽亢盛又可化火傷陰。所以，在食養食補食療時要注意把握好尺度，切記「過猶不及」的老話。

為了方便記憶，可以歸納如下表：

◀ 表9.2　肝病的辨證論治簡表

病名	共有症狀	主要臨床特點	治則	代表方劑
肝氣鬱結		精神憂鬱、性急情躁、胸悶，脇脹	疏肝理氣	柴胡疏肝湯
肝氣犯胃		胃脘疼痛，噯氣泛酸，噁心嘔吐	疏肝和胃	四逆散
肝氣犯脾	精神憂鬱，性情急躁，胸悶，脇脹	腹脹，腹痛，腹瀉	調和肝脾	疏肝健脾湯
肝火上炎		性情急躁，易怒，頭痛，眩暈，面紅，目赤，口乾，耳鳴，嚴重者可吐血、衄血	清肝瀉火	龍膽瀉肝湯

（續表）

病名	共有症狀	主要臨床特點	治則	代表方劑
肝陰不足、肝陽上亢		耳鳴、虛煩少寐，面部烘熱，口燥咽乾，頭脹而痛，眩暈	滋陰、平肝、潛陽	一貫煎

第三節　青色食材養肝

　　七色彩虹，紅橙黃綠藍靛紫，大家都很熟悉，可是唯獨就沒有「青」這一色。青色到底是什麼色，是綠色嗎？

　　可以說是，也可說不是，因為中醫所謂青色，是一種介於藍色和綠色之間的色彩，如果要舉個例子的話，大家可以去看在冰箱裡面放過的冬瓜皮或黃瓜皮，或者菠菜，那種深綠色就是青色。

　　請大家再回憶一下「五行對應關係表」中，「青」對應人體的肝臟部位，在五行屬什麼？木，所以青色在五行中也對應「木」。「青」（綠）能益肝氣循環、代謝，有益消除疲勞、舒緩肝鬱、防範肝疾，能明目、保健視神經，提升免疫功能。另外一個，因為酸入肝，青色對應到五味是酸味，所以有些酸味食物有益於肝臟，比如現代藥理分析研究發現，酸性藥物所含的有機酸、鞣質，具有鎮靜調節自主神經、內臟和血管平滑肌之功能，臨床用於擴張血管、降低血壓，促進膽汁分泌，降低膽固醇。比如大家常用來開胃斂氣的酸梅湯，其中主要作用的烏梅，其味酸，能使膽囊收縮，促進膽汁排泄，解除膽管平滑肌痙攣，有止痛的效果。

　　正因為如此，所以養肝食材，主要著落在青色或酸性食物上。比如，青色食物中，糧食類的綠豆、蠶豆、四季豆、豌豆、扁豆、

刀豆、豇豆；蔬菜類的菠菜、芹菜、莧菜、綠花椰菜、韭菜、竹筍、菜心、空心菜、辣椒、蔥、白菜、薤菜、香菜、油菜、高麗菜、苦瓜、西葫蘆、黃瓜、冬瓜、絲瓜；野菜類的馬齒莧、茼蒿、芥菜、香椿、苦菜、蓴菜、仙人掌、黃鵪菜、鵝腸菜、穀芽、荷葉。

果品類的蘋果、奇異果、青梅以及海藻、綠茶等。為什麼說綠色養肝呢？綠色類食物中很多含鹼，含有大量纖維素，能促使腸胃蠕動，能夠幫助體內排毒，能夠減輕肝臟排毒的負擔，幫助肝臟排毒，肝臟得到修養，自然養護了肝臟。人體要酸鹼平衡，體內少一些陰離子，人相對來說就健康多一點，而酸性體質容易呈現亞健康或不健康狀態。而綠色食物在體內代謝會產生陽離子，能中和陰離子，這對減少疾病很重要的。而且前面說過，大多綠色類食物中都含鹼。

酸味的李子、葡萄、奇異果、檸檬、芭樂、青梅、白醋等，對人體的肝、膽和眼睛都有幫助。另外，因為肝腎同源，有些既不是青色也無酸味的食材藥材如菊花、枸杞、蓮子，也具有清肝明目等功效，是日常生活中泡茶喝或加到菜、湯裡面養肝的佳品。不過，由於有些食物酸味過高，如檸檬，吃多了可能會傷胃，所以酸味較高的食物，最好在飯後或是非空腹時食用。

下面具體介紹幾種養肝的蔬菜、肉類、水果、中草藥等食材。

○ 一、常用養肝食材

1、綠豆

人們常說：「要長壽，多吃豆」（另外一句是「吃玉米，少就

醫」放到黃色食材那一章去講，但是大家可以發現，玉米在五臟食養的每一章都可以看到，也就是說，它對每個臟器都有用！），一個很重要的原因，就是豆類是少有的五色均有的食物——紅豆、黃豆、綠豆、黑豆、白豆，五色俱全，五臟都養。而且，豆類本身營養豐富，民間有「每天吃豆三錢，何需服藥連年」的諺語，意思是說，如果每天都吃點豆類食品，不僅能夠遠離疾病的困擾，還可輔助治療一些疾病。根據五色食養五臟，這裡首先介紹綠豆。

綠豆味甘，性涼，能降血脂、降膽固醇、抗過敏、抗菌、抗腫瘤、增強食欲、保肝護腎，所以李時珍稱其為「食中要物」、「菜中佳品」，是清熱解毒的常備食品。美國人很欣賞綠豆芽，認為它是肥胖人的最佳食品之一，易飽、不胖。

綠豆主要含蛋白質、脂肪、碳水化合物，維生素B_1、維生素B_2、胡蘿蔔素、煙酸、葉酸，礦物質鈣、磷、鐵。所含蛋白質主要為球蛋白，並富含賴氨酸、亮氨酸、蘇氨酸，但是甲硫氨酸、色氨酸、酪氨酸含量比較少，所以食養時可以與小米共煮粥，來提高營養價值。綠豆皮中含有21種無機元素，磷含量最高，另有牡荊素、β-穀甾醇。

綠豆的蛋白質含量甚至比同量雞肉還高，熱量是雞肉的近3倍，鈣質含量是雞肉的3倍多，鐵是4.5倍，硫胺素是雞肉的17.5倍。綠豆在發芽過程中，由於酶的作用，促使植酸降解，有更多的磷、鋅等礦物質被釋出，能被人體充分利用。綠豆在發芽時，所含的胡蘿蔔素會增加2～3倍、維生素B_2增加2～4倍、維生素B_{12}增加10倍、煙酸增加2倍以上、葉酸成倍增加。

綠豆粉有顯著降脂作用，綠豆中含有一種球蛋白和多糖，能促

進動物體內膽固醇在肝臟分解成膽酸，加速膽汁中膽鹽的分泌和降低小腸對膽固醇的吸收。綠豆含豐富胰蛋白酶抑制劑，可以保護肝臟，減少蛋白分解，減少氮質血症，因而保護腎臟。

需要注意的是，綠豆性涼，身體虛寒者不能多吃。此外，胃脾虛弱者也不宜多食。在食材搭配方面，服用濕熱藥物、四環素、紅黴素以及補血鐵劑時，不可同食綠豆。另外，綠豆不能與鯉魚同食，而未煮爛的綠豆腥味很濃，食後會讓人覺得噁心、嘔吐，所以要注意煮爛。

2、芹菜

芹菜性寒涼、味甘微苦，入肺、胃、肝經。芹菜有特殊的香味，有平肝清熱、發汗解熱、化痰下氣、利水通淋、祛風利濕、鎮靜降壓、減肥降脂等功用。《本草拾遺》認為它能「去小兒暑熱，大人酒後熱毒，鼻塞身熱，利大小腸」。《本草推陳》記載芹菜：「治肝陽頭暈，面紅目赤，頭重腳輕，步行飄搖等症。」

芹菜適用於咳嗽多痰、病毒性肝炎、高血壓、高血脂症、冠心病、血管硬化、尿道感染、瘡腫、腮腺炎、各種腫毒等病症。芹菜中含有大量的纖維素，能促進胃腸蠕動，促進大便排出和降低血中膽固醇。芹菜除了含有豐富的維生素C、維生素D、維生素B_1、維生素B_2和葉酸外，還有鈉和鉀等礦物質。每一根芹菜含35毫克的鈉。西醫指出這樣的高鈉可能讓高血壓患者血壓升高，所以芹菜最好只用來保健，而不能控制血壓。

需要注意的是，芹菜性寒涼，脾胃虛寒、大便溏薄、腎陽不足者不宜食用。

3、菠菜

菠菜有「蔬菜之王」的美稱，能舒肝養血，是春天的應時蔬菜。中醫認為，菠菜性涼、味甘，具有解熱毒、酒毒，清熱除煩，斂陰潤燥，養血止血，健脾和中，通利腸胃等功用；適用於盆血、便血、高血壓、糖尿病、肺結核、小便不暢、大便澀滯、酒醉、夜盲症、跌打損傷等病症。可利五臟，活絡血脈，止煩渴，助消化；具有滋陰潤燥，疏肝養血等作用，對肝氣不疏併發胃病的輔助治療常有良效。

近年來的研究發現，菠菜中含有輔酶Q，並含有豐富的維生素E，因而具有抗衰老和增強青春活力的作用。此外，菠菜中所含的物質可以促進胰腺的分泌功能，分泌胰島素，可以幫助消化，亦可用於糖尿病的輔助治療。菠菜含有的營養素還包括維生素K、葉酸、草酸、礦物質和蛋白質，鐵質含量高，菠菜豬肝湯是調養肝病的食療佳方。

但要注意的是，菠菜性寒，而且在食用過程中易形成草酸鈣，不宜與含鈣豐富的豆類、豆製品類以及木耳、蝦米、海帶、紫菜等食物同時燒菜，尤其是不能和豆腐同食，因而患腸道虛寒腹瀉者、胰腺炎、泌尿系結石者不宜食用。此外，要注意菠菜與鱔魚相剋。鱔魚味甘大溫，二者藥性的性味功能不相協調，不宜同食。

4、莧菜

莧菜在江漢平原被稱作「汗菜」，因為莧菜的湯是紅色的。

莧菜性涼、味甘，入肝、大腸、膀胱經。莧菜含豐富的蛋白質、碳水化合物、鐵、磷、鈣和維生素C，紅莧中還含較多的鉀、鎂、鈉等，莧葉中又含有高濃度賴氨酸，對人體生長發育有很大幫助，青少年食之多有裨益。現代醫學研究發現，莧菜營養豐富，所

含蛋白質比牛奶更能充分被人體吸收，所含胡蘿蔔素比茄果類高2倍以上，大部分植物蛋白質中含量偏低的甲硫氨酸和絲氨酸在莧菜蛋白質中都較豐富。特別值得指出的是，莧菜的鐵含量是菠菜的2倍，鈣的含量則為3倍，屬鮮蔬菜中之最。由於其鐵的含量高，被譽為「補鐵菜」、「長壽菜」，其中紅莧菜尤為突出。更為重要的是，莧菜不含草酸，其鈣、鐵進入人體後很容易被吸收利用。

莧菜具有清熱明目、解毒殺蟲、消腫去濕、調理腸道、利水通淋、抗炎止血等功用，適用於咽喉炎、扁桃腺炎、急性腸炎、尿血、尿道炎、內痔出血、痔瘡發炎、大便不通以及小便不利、皮膚瘡癢、毒蟲咬傷等病症。

要注意的是，莧菜性涼，脾虛便溏者及孕婦不宜食用，且不宜與鱉同食，因兩者同為寒涼食物。這裡列舉莧菜，主要是為了讓害怕結石、不便食用菠菜的朋友有替代選擇。

5、金針花

金針花在歐美一般作為觀賞花卉，稱作虎百合。金針花味甘、性微寒，入肝、脾、胃、腸經。

金針花含糖、脂肪、蛋白質、胡蘿蔔素、維生素A、維生素B、維生素C以及鈣、磷、鐵等礦物質。此外，還含有18種人體必需的胺基酸，尤以精氨酸、賴氨酸含量最為豐富。具有止血、消腫、鎮痛、通乳、健胃和安神的功能，能治療肝炎、黃疸、大便下血、感冒、痢疾等多種病症。近代中外學者對金針花的藥用價值更有進一步發現，金針花富含卵磷脂，具有健腦、美容、養血、平肝等功效。

要注意的是，剛採摘的鮮金針花含有秋水仙鹼，有一定毒性，如果烹調不當或大量食用，會引起食物中毒。可以用開水燙過，或高溫蒸過，晾曬後再食用。

6、韭菜

韭菜是我國的古老蔬菜，其栽培歷史至少有三千多年。韭菜味辣、性溫，入胃、肝、腎經，有溫中行氣、散血解毒的功效。對跌打損傷、噯嗝、反胃、腸炎、吐血、尿血、胸疼等症有一定的輔助療效。韭菜還可益腎陽、暖腰膝，治陽痿遺泄、腰膝冷痛。

適量食用韭菜，不僅能增加營養，還能開通腸胃，促進食欲。中醫還把韭菜稱為「起陽草」，認為它具有溫補肝腎、助陽固精的作用，可治療因腎陽虛衰引起的陽痿、遺精、遺尿、白濁、腰膝痠軟等症。

但要注意的是，韭菜一次不宜食之過多，以免上火。陰虛內熱及瘡瘍、目疾者忌食。這裡專門列舉韭菜，也是因為上述幾種食材均為涼性，而韭菜性溫，可以讓大家有所選擇和搭配。

7、蘆筍

蘆筍性微溫、味甘苦，入肺、胃經，具有解毒抗癌、滋陰潤燥、健脾益氣、生津解渴等功用。適用於濕疹、神經痛、食欲不振、動脈硬化、急慢性肝炎、肝硬化、尼古丁中毒、各種癌症等。

蘆筍是一種中鹼性食品，食後其中的鹼性成分可中和體內的酸性物質。因此，常食可改變體內酸性環境，及組織液的PH值，調節酸鹼平衡，從而可避免或減輕酸性產物對身體的危害。蘆筍還是一種有效的腎臟清潔劑，具有清除腎臟結石的作用；同時蘆筍還能降低腎小管的重吸收，具有利尿清除人體垃圾的作用。

蘆筍即使長時間服用，也無任何副作用，所以蘆筍是治療腎結石病人的首選食物。蘆筍還含有蘆丁成分，可降低血壓、軟化血管，可作為冠心病、高血壓病人的輔助治療食物。但要注意的是，罐裝蘆筍含有大量的鈉，有鈉飲食限制的人應避免食用，可改用新鮮蘆筍或冷凍品。

8、牡蠣

牡蠣味鹹、性微寒，歸肝、膽、腎經。沿海一帶都有牡蠣可食用，現在菜市場也很方便可以買到，一年四季都有。

牡蠣乾肉中含有18種胺基酸、肝糖元、維生素B群、牛磺酸和鈣、磷、鐵、鋅等營養成分，其中蛋白質含量為45%～57%，脂肪含量為7%～11%，肝糖含量為19%～38%，常吃可以提高機體免疫力。牡蠣中鈣含量接近牛奶，鐵含量為牛奶的21倍，食後有助於骨骼、牙齒生長，所以鮮牡蠣湯素有「海中牛奶」的美譽。

從中醫角度講，牡蠣有滋陰養血、消除煩熱及失眠症狀的功用。同其他中藥搭配，牡蠣還可治神經衰弱、多種病症引起的自汗與盜汗，胃及十二指腸潰瘍、陽痿、早洩、遺精、崩漏、肝脾腫大、高血壓、腫瘤等病症。從西醫的角度來看，牡蠣肉有降血糖、抗病毒、抗菌、抗癌、降血液黏度等作用。西醫驗證它是含鋅最多的天然食品之一（每100克蠔肉含量高達100毫克），鋅的巨大價值展現在男性生殖系統方面。另外，它所富含的一種名為ω-3脂肪酸的多元不飽和脂肪酸，可以降低血液中過多的膽固醇，預防脂肪肝與心血管疾病。

牡蠣對於治療肝陽上亢、頭暈目眩、煩躁不安、耳鳴等症狀非常有效。不過吃牡蠣肉的時候要小心，最好要加上適量的薑和醋等佐料來殺菌。同時要注意，牡蠣肉忌與四環素同服。

9、鯉魚

鯉魚性平、味甘，肉細嫩，味鮮美，營養豐富，含蛋白質、脂肪、碳水化合物、維生素A、硫胺素、核黃素、尼克酸以及鉀、鈉、鈣、鎂、鐵、錳、鋅、銅、磷、硒等營養物質。此外，鯉魚體內還含有組織蛋白酶、肌酸等營養成分。

鯉魚全身可入藥，可治療肝硬化、腹水、水腫、慢性腎炎、咳嗽氣喘、鼻衄、反胃吐食、中耳炎等。值得一提的是，鯉魚肉有降血氨的作用，能在甲脂蛋白的幫助下，使體內的氨與穀氨酸合成無毒的穀氨醯胺，使血氨下降，從而減輕肝昏迷症狀。

不過，要注意的是：鯉魚不可與鹹菜同食，因為會相剋，可引起消化道腫脹；鯉魚與豬肝相剋，同食會影響消化；鯉魚也與甘草、南瓜相剋。

10、李子

李子，性微溫、味甘酸。李子果香濃郁，味道酸甜可口，不但具有很高的營養價值，而且藥用功能也非常廣泛。李子的果肉可以養肝破瘀，具有清肝熱、生津液、利水健胃的功效，對肝病有較好的保養作用。李子的果仁可以活血利水，李子幹可以解渴醒酒。

李子含有蛋白質、脂肪、果酸、胺基酸、維生素A、維生素B_1、維生素B_2、維生素C、鈣、磷、鐵、碳水化合物等多種營養成分，具有有生津止渴、平肝去熱、活血利尿、增加皮膚光澤、美白等功效。據現代醫學研究證實，李子含有的一種黃苷，是治療肝炎的有效成分，對各種隱性、遷延性、慢性及重症肝炎、肝硬化均有較好的療效。唐代名醫孫思邈評價李子時曾說：肝病宜食之。

不過，需要注意的是：

①李子不宜與雞肉同食。李子為熱性食物，雞肉溫補，二者同食，易助火熱。

②李子不宜與青魚同食。青魚性平、味甘，有益氣化濕、養胃健脾的功效，而李子酸溫而多汁，助濕生熱。尤其脾胃虛弱、消化不良、血熱患者更應慎食。

③食用李子後不適宜飲用大量的水，否則會引起腹瀉或胃痛。此外，李子不適宜過多食用，過量食用李子，會對牙齒及脾胃造成損傷。

11、葡萄

葡萄，性平、味甘酸。葡萄味道酸甜適口，果肉多汁，富含葡萄糖、蛋白質、脂肪、胺基酸、卵磷脂、維生素、鈣、磷、鐵等礦物質和微量元素，具有很高的醫藥價值。多吃葡萄、喝葡萄汁和適量飲用葡萄酒，有益於防治貧血、肝炎、降低和軟化血管等疾病。

葡萄中含有天然生物活性物質原花青素和維生素、纖維素，這幾種物質具有保護肝臟的作用，對肝炎患者十分有益。葡萄中含有一種多酚類物質，它是天然的自由基清除劑，具有很強的抗氧化活性，可以有效地調整肝臟細胞的功能，抵禦或減少自由基對它們的傷害。葡萄中含鐵量較高，能輔助治療貧血，非常適合缺鐵性貧血患者食用。此外，葡萄中所含的糖分基本上為葡萄糖，能很快被人體吸收。當人體出現低血糖症狀時，如及時飲用葡萄汁，可很快緩解低血糖症狀。

需要注意的是：

①葡萄不宜與蘿蔔同食。蘿蔔與含有大量色素的葡萄等水果同食，經過胃、腸道消化分解後，可產生抑制甲狀腺作用的物質，誘

發甲狀腺腫。

②葡萄不宜與海鮮同食。葡萄含果酸較多，海鮮含有豐富的蛋白質、鈣等營養物質，同時食用不僅會降低蛋白質的營養價值，還易使鈣質和果酸結合成不易消化的絡合物，刺激胃腸道出現噁心、嘔吐、腹痛等症狀。

③肥胖症、糖尿病患者不宜食用葡萄。葡萄屬高糖、高熱量水果，肥胖症、糖尿病患者食用葡萄，會加重病情。

④葡萄味甘酸，胃酸過多、胃腸虛榮者不宜多食葡萄。

⑤多吃葡萄，會導致人體內火上揚，因此扁桃腺發炎、牙周炎、高血壓、痔瘡嚴重者均不宜多吃葡萄。

◎ 二、常用養肝護肝中草藥

1、紅棗

性平、味甘，能補肺益氣，養陰潤燥。實驗證明紅棗有護肝作用，每天對四氯化碳傷肝的小白鼠餵食紅棗煎劑，一週後血清總蛋白與白蛋白較用藥前有所增加。

2、當歸

味甘苦。入心、肝、脾經，為血中之氣藥。有保護肝細胞、防止肝糖原降低、恢復肝功能等作用，對中毒性肝損害細胞修復、體外培養肝細胞DNA、RNA的合成有促進作用。

3、茵陳

性平微寒、味苦。能解熱、利膽、降脂、抗病毒、抑菌。其煎

劑能減輕四氯化碳引起的肝損害，保護肝細胞膜的完整性，降低血清氨基轉移酶。

4、蒲公英

蒲公英注射液，能使膽汁分泌量大幅增加，顯著降低血清氨基轉移酶和減輕肝細胞脂肪變性。

5、黃耆

黃耆有保護肝臟、防止肝糖原減少的作用。

6、女貞子

女貞子所含的齊墩果酸對急性肝損傷有明顯的保護作用，可降低肝中氨基轉移酶及肝內三酸甘油脂的蓄積，促進肝細胞再生，防止肝硬化。

7、五味子

五味子能明顯誘導大白鼠肝微粒體藥物代謝酶的活性，增強肝臟解毒功能。

8、三七

三七總苷對肝損傷具有防治作用，能降低肝中丙氨酸氨基轉移酶。

9、牛膝

用牛膝提取的蛻皮甾酮能促進膽汁分泌，改變膽汁成分，使膽酸及膽紅素含量增加、膽固醇含量減少。

10、白朮

口服白朮煎劑可減少肝細胞變性壞死，促進肝細胞生長，使升高的氨基轉移酶下降，防止肝糖原的減少，促進DNA的修復。

11、蒼朮

動物實驗證明，蒼朮有抗肝細胞損害作用，能明顯促進肝蛋白合成。

12、何首烏

何首烏能增加肝糖原的作用，使血清游離脂肪酸及肝臟過氧化脂質顯著下降。

13、茯苓

實驗證明，茯苓對四氯化碳引起的肝細胞損傷及轉氨酶升高有良好的防治效果。

14、水飛薊

水飛薊對肝損傷有明顯的保護作用，該作用在中毒前或中毒後10分鐘內給藥有效。

15、銀耳

銀耳有保護肝細胞、減輕肝損傷的作用。

16、枸杞

枸杞滋腎入肺，補虛益腎，養肝護肝，實驗證明其能抑制脂肪在肝細胞內沉積，促進肝細胞新生。

17、薑黃

實驗證明，薑黃根莖的乙醇提取物能明顯抑制氨基轉移酶升高。

相關的食材還有很多，這裡就不一一詳細介紹了。有些讀者朋友可能會覺得有點失望，因為我們並沒有說出一些一吃治百病的「仙丹妙藥」，這些蔬菜水果實在太常見了！

其實，這有點不切實際——世界上，哪有對每一個人都有效、一吃就靈的「仙藥」？前面已經講了，每個人的體質不一樣，自身狀況不一樣，必須要根據自己的實際情況辨證施治才行。不客氣地講，當您相信有些人講的吃番薯就包治百病，吃蘿蔔就什麼都好了的時候，也許麻煩也就開始了——倒不是說那些食物或方法無效，而是不能對所有人都有效，甚至對有些人反而會加重病情！

就像上面列舉的食材中就有涼性、溫性、平性等，就是考慮到個體差異。比如，即便老張和老李的症狀完全一樣，可如果老張是寒性體質，老李是熱性體質，那麼他們要做食養食療，所選的食材也應該不一樣才對。當您和老張、老李三個人都吃一樣的食材時就可能出問題，因為一種食材肯定不能同時解決你們三個人的問題，或者對你們三個人的效果不一樣，因為你們本身就不同嘛。

至於列舉完蔬菜，還有肉類，就是考慮有些朋友「無肉不歡」，天天吃蔬菜會受不了，以便做葷素搭配。至於此處列舉的蔬菜大多寒性而水果卻是溫性的，也是為了便於吃菜和吃水果搭配，寒熱協調一下。

每個朋友，都可以根據前文所述，去分析自己的體質、自己的症狀，再根據五行相生相剋理論和陰陽調和理論，選擇適合自己的食材搭配，去「損有餘而補不足」，這才是王道。

求人不如求己。與其指望別人給自己送古方、偏方包治百病，

不如自己分析、自己判別、自己選擇做自己的「保健特餐」。所以，我們的重點，不是要給您「魚」，而是給您「漁」，讓您自己去釣健康這條大魚！

第四節　養肝及相關肝臟疾病對症食譜

其實任何系統的疾病，從西醫的角度歸結起來都是那麼幾類，無外乎器官發炎、變性（變軟或硬）、長結節（包括石頭和瘤子）。那麼肝臟的常見疾病不外乎肝炎、脂肪肝、肝硬化、肝癌；膽囊炎、膽結石；胰腺炎、胰腺癌，還有一個沒直接關係卻又是由它們的疾病而導致的糖尿病。當然，從中醫的角度來區分，肝臟的問題是肝火上炎、肝陽上亢、肝陰不足等等，這個前面已經解釋，並列舉了對症治療的代表性方劑。所以，這裡主要談食養，提供給大家食療食譜。

◎ 一、急、慢性肝炎，肝癌

大家都知道，肝炎就是肝臟發炎、壞死，慢性肝炎就是指肝臟組織發炎或壞死持續超過六個月以上。慢性肝炎患者大多沒有症狀，就這麼在不知不覺中放任肝細胞持續發炎壞死，有可能導致肝硬化。而病變長期演變，進一步惡化就可能導致肝癌。

飲食方面，忌辛辣菸酒，宜多吃新鮮蔬果和易消化的食物，少吃高動物脂肪類、油炸煎烤及過甜食物。注意營養均衡，避免營養過剩增加肝臟負擔；同時也要注意，如果營養不足，身體蛋白質的

消耗過多，也不利於肝細胞的修復和再生。肝硬化伴腹水者應低鹽飲食。

◉ 對症食譜 ◉

1、枸杞菊花茶

◎材料：枸杞9克、菊花12克。
◎做法：開水泡茶喝。每天都可以泡來喝，非常簡單，效果卻很好。
◎功效：清肝明目、降肝火、防止肝硬化。

2、枸杞綠豆湯

◎材料：枸杞30克、綠豆60克。
◎做法：枸杞及綠豆一同加水煎湯，即可。每日1劑，分2～3次服，連服半月。
◎功效：清肝明目、降肝火，對慢性肝炎有效，防止肝硬化，並有解毒功效。

3、鮮藕汁

◎材料：鮮藕節8～10根。
◎做法：鮮藕洗淨，直接榨汁飲用。
◎功效：對肝硬化有療效。

4、玉米茵陳方

◎材料：黃玉米鬚35克、滿天星20克、金錢草30克、茵陳18克、生鬱金12克。
◎做法：將所有原料洗淨，放入砂鍋內加水適量，先用大火煮沸，再用小火煎成湯，取汁內服，每日一劑。
◎功效：調治急性黃疸肝炎。

5、李子薏米湯

◎材料：李子5個，薏米30克。
◎做法：將李子沖洗乾淨，去核，切塊；將薏米淘洗乾淨，備用；鍋

中加水，放入李子塊和薏米，上火煮至熟，即可。將此湯分兩次一日內飲完。

◎功效：具有養肝、破瘀利水之功效，對肝硬化腹水有一定的輔助療效。

◎ 二、脂肪肝

脂肪肝，是指由於各種原因引起的肝細胞內脂肪堆積過多的病變。真正來講，脂肪肝只是一種症狀，還沒有自立門戶獨立稱為「病」的資格。輕者無症狀，重者病情兇猛，發展下去更有可能變為肝硬化、肝癌。一般脂肪肝屬可逆性疾病，早期診斷並及時治療常可恢復正常。

飲食方面，基本原則為「一適兩低」，即適量蛋白質、低糖和低脂肪，注意飲食清淡，多吃新鮮蔬菜瓜果。

本症食療方很多，但既然根源於脂肪太多，那麼減脂肪才能治本，所以不建議倚重飲食療法而建議大家加強運動鍛鍊，積極減肥，只要體重下降，肝內脂肪浸潤的情況就會明顯好轉。

◉對症食譜◉

1、爆玉米花

◎材料：爆玉米花適量。
◎做法：有饑餓感時吃，每日數次。
◎功效：減肥，降肝內脂肪。

2、菠菜蛋花湯

◎材料：菠菜200克、雞蛋1個。
◎做法：菠菜洗淨，入鍋內煸炒，加水適量煮沸後，打入雞蛋，加鹽調味，即可。
◎功效：補血強肝，降肝內脂肪。

3、山楂粥

◎材料：米1杯、山楂40克、黑棗8枚、冰糖適量。
◎做法：將米洗淨，瀝乾。山楂、黑棗洗淨。鍋中加水，放入白米、
　　　　山楂、黑棗、直至煮開，稍微攪拌。改小火繼續煮約30分
　　　　鐘，再加入冰糖煮溶，即可關火。
◎功效：降脂、降血壓、降膽固醇。

4、陳皮二紅飲

◎材料：陳皮、紅花各6克、紅棗20克。
◎做法：水煎，取汁代茶飲。
◎功效：活血化瘀，行氣化痰，適用於氣滯血瘀型脂肪肝。

三、膽囊炎和膽結石

　　膽囊炎，說白了就是細菌進入膽囊、膽管，導致膽囊因細菌感
染而發炎。

　　而膽結石，簡言之就是膽囊裡面有了石頭，這個石頭有可能是
膽汁陳舊硬化沉積，也有可能是其他原因慢慢導致的。很多患膽結
石的人易患膽囊炎，也有很多人因患膽囊炎而生膽結石。

　　飲食方面，如果在急性發作期，正發作、嘔吐、劇烈疼痛時，
應採取禁食、靜脈補充營養、抗炎治療等措施。緩解期或無症狀
時，可採取低脂肪、高蛋白質、高維生素飲食。

◉對症食譜◉

1、三味飲

◎材料：紅豆60克、綠豆30克、新鮮蘆葦根90克。
◎做法：先將紅豆洗淨，泡水4小時以上；洗淨蘆根加水先煎20分
　　　　鐘，去渣、留汁備用。紅豆中加入蘆根湯汁，煮熟，再加入
　　　　綠豆，煮至綠豆裂開熟爛，即可飲服。

◎功效：適用於膽囊炎和膽結石。

2、玉米蘆根方

◎材料：黃玉米鬚30克、蘆根40克、馬蹄金20克、茵陳15克。
◎做法：將所有原料洗淨，放入砂鍋內加水適量，先用大火煮沸，再用小火煎成湯，去渣，取汁，內服，每日一劑。
◎功效：調治膽結石（肝膽管及膽總管泥沙樣結石、膽道內較小的結石）。

◎ 四、糖尿病

　　糖尿病，顧名思義就是尿中含糖量超標的病。具體來說，是一種因為體內胰臟不能生產足夠多的胰島素，導致葡萄糖無法充分進入細胞內，而使血糖濃度升高所形成的代謝異常的慢性病。典型症狀為「三多一少」，即多尿、多飲、多食、消瘦，處理不好的話併發症很嚴重。

　　飲食方面，要注意合理調配一日三餐中所含的碳水化合物、脂肪、蛋白質三大熱源營養素，才容易控制好血糖，使藥物治療發揮其應有的作用。

◎對症食譜◎

1、芹菜飲

◎材料：芹菜500克。
◎做法：芹菜搗爛擠汁或榨汁，直接飲用，每日分2次服完。
◎功效：輔助治療糖尿病。

2、綠豆梨湯

◎材料：綠豆150克、山藥200克、梨2個，白蘿蔔250克。
◎做法：梨去核切片，蘿蔔洗淨切絲，綠豆、山藥加水煮熟，分次服食。
◎功效：對治療糖尿病有輔助療效。

3、炒苦瓜

◎材料：苦瓜150克。
◎做法：苦瓜直接炒熟食用，每餐150克、每日2次。可常食用。
◎功效：適用於防治糖尿病。

4、清炒花菜

◎材料：花菜125克。
◎做法：花菜切成小瓣，用開水燙一下，去其味。起油鍋，下蔥花、薑末熗鍋，投入花菜，加水300克，煮沸後加入鹽攪勻，用太白粉勾芡即可。
◎功效：對糖尿病、高血壓、心臟病均有一定輔助治療之效。

5、紅豆鯽魚羹

◎材料：紅豆60克，鯽魚1條。
◎做法：將紅豆洗淨，用溫開水浸泡1小時以上備用。將鯽魚宰殺，去鱗、鰓、內臟，洗淨，瀝乾水，用酒少許擦勻，蒸熟放冷後，拆骨取肉。將紅豆搗爛成泥糊狀。鍋置火上，加清水適量，大火煮沸，放入鯽魚肉，煮至沸時，加紅豆泥，並不斷攪拌，放入蔥花、薑末，改用小火煨煮30分鐘，煮至稀糊狀成羹，加適量鹽、五香粉，並淋入麻油，拌勻即成。
◎功效：主治糖尿病、營養不良性水腫。

◉ 其他養肝食譜 ◉

1、綠豆冬瓜湯

◎材料：綠豆250克、冬瓜750克、鮮湯500克。
◎做法：鍋中倒入鮮湯燒沸，撇去泡沫。薑洗淨，拍破倒入鍋內，蔥

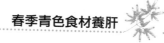

去根鬚，洗淨，挽成結入鍋。綠豆淘洗乾淨後倒入湯鍋，中火煨煮1小時。冬瓜去皮瓤，洗淨、切塊，投入綠豆湯鍋內，煮至軟而不爛，調入適量鹽即可。

◎功效：對脂肪肝、高血脂症、動脈硬化症、高血壓、尿道感染、慢性前列腺炎等病症均有輔助治療之效。

2、鸚鵡內金飲

◎材料：菠菜根100克、雞內金15克。
◎做法：加水煎，每日3次，飲服。
◎功效：適用於糖尿病。

3、枸杞紅豆紅棗粥

◎材料：紅豆30克、枸杞20克、紅棗10顆，白米100克、水1000CC。
◎做法：紅豆洗淨後，浸泡4小時以上，加米和水煮至半熟。然後加入枸杞、紅棗一同煮成粥即可食用。
◎功效：適用於急、慢性肝炎以及肝硬化。

4、牡蠣湯

◎材料：生牡蠣20克、知母6克、蓮子30克、白糖適量。
◎做法：洗淨蓮子，熱水浸泡1小時。將生牡蠣、知母放入砂鍋內，加適量清水，小火煎半小時後濾汁，棄渣備用。將藥汁、蓮子連浸液一起放入鍋內，小火燉至蓮子熟爛，加適量白糖即可。
◎功效：養肝腎兩經，有滋陰養血，消除煩熱失眠，有健脾安神、潛陽固精之效，但脾胃虛寒及便祕患者禁用。

5、玉米冬瓜湯

◎材料：鮮嫩玉米150克、鮮冬瓜350克。
◎做法：將鮮嫩玉米去外皮取玉米粒，鮮冬瓜洗淨切小塊，起油鍋，入蔥末、薑末煸炒幾下，加水800CC，入鮮嫩玉米粒、鮮冬瓜，加鹽調味，煎煮30分鐘後即成。
◎功效：對糖尿病、脂肪肝、高血脂症、動脈硬化均有療效。

小叮嚀
俗話說：「吃玉米，少就醫」，大家在所有臟器的養生食譜中都可以看到玉米食材。

6、鴨蛋生地湯

◎材料：鴨蛋2個、生地30克（鮮生地60克）。
◎做法：先將生地、鴨蛋置鍋中加水同煮熟，去蛋殼再煮10分鐘，加入鹽即成。
◎功效：適用於糖尿病。

7、玉米茵陳飲

◎材料：黃玉米鬚38克、茵陳30克、蒲公英20克。
◎做法：將所有原料洗淨，放入砂鍋內加水適量，先用大火煮沸，再用小火煎成湯，去渣，取汁，內服，每日一劑。
◎功效：調治膽囊炎、膽結石。

8、鯉魚冬瓜黃瓜湯

◎材料：鯉魚500克、冬瓜800克、黃瓜300克。
◎做法：黃瓜切厚片炒熟，冬瓜切片；鯉魚起油鍋，洗淨，切塊，加酒、鹽漬15分鐘。油六成熱時下入蔥花、薑片，煸出香味，放入魚塊，煎至金黃後，加入清湯，用小火燜煮30分鐘，放入切好的冬瓜片、熟黃瓜厚片，加入胡椒粉調味，再煮幾分鐘即成。
◎功效：適用於慢性腎炎、黃疸、肝腫大等症，也可用於肝癌腹水腫脹患者。

9、芹菜葉炒豆腐

◎材料：芹菜葉250克、豆腐1塊。
◎做法：芹菜葉洗淨，用沸水燙半分鐘撈出，放冷水中攤涼，瀝淨水，切斷備用；豆腐切成3公分左右的丁塊，用沸水燙過。起油鍋，至七分熟時，放入豆腐不斷翻炒；至豆腐成全黃色時即放入芹菜葉同炒，炒勻後放醬油、鹽、顛翻幾下出鍋。

◎功效：對脂肪肝、高血脂症、糖尿病等症有作用。

小叮嚀

　　很多人吃芹菜只吃莖而扔掉葉子，其實從營養學上來說，芹菜葉比莖的營養要高出很多倍。芹菜葉中的胡蘿蔔素含量是莖的88倍、維生素C含量是莖的13倍、維生素B_1含量是莖的17倍、蛋白質含量是莖的11倍、鈣的含量則超過莖2倍。此外，據說芹菜葉對癌症還具有一定的抑制作用。

10、菠菜燉魚脯

◎材料：鯰魚1條、菠菜100克、紅棗15克。
◎做法：鯰魚殺洗乾淨，在魚脊部橫切幾刀做成魚脯（魚鬆）。起油鍋，放入薑絲、魚脯，用小火煎香，倒入黃酒，注入清水，用中火燉約20分鐘。加入菠菜、紅棗，調入鹽、胡椒粉，再燉15分鐘即可。
◎功效：有降血脂、軟化血管、降低血液黏稠度的作用，還可促進腸胃蠕動和胰腺分泌。

11、莧菜豆腐湯

◎材料：莧菜250克、水發蝦米50克、豆腐250克。
◎做法：莧菜洗淨，放入沸水中汆一下，撈出瀝乾；水發蝦米切末；豆腐切成小塊。起油鍋，油熱後下蒜泥，煸出香味後下蝦米和豆腐塊，用少許鹽燜1分鐘，再加水和適量鹽；將湯燒開，下莧菜一滾即離火裝碗，調入一些味精即可。
◎功效：清熱解毒、生津潤燥，對於肝膽火旺、目赤咽腫者有輔助治療作用。

12、溜炒金針豬腰

◎材料：金針50克、豬腰500克。
◎做法：將豬腰切開，剔去筋膜臊腺，洗淨，切成腰花塊；金針用水泡發，撕成小條。起油鍋，先煸炒蔥、薑、蒜等作料，再入

豬腰爆炒，至變色熟透時，加金針、鹽、糖煸炒片刻，加芡粉，得湯汁明透即可。
◎功效：養血平肝，補腎通乳，並適用於腎虛腰痛、耳鳴、產婦乳少等。

13、韭菜羊肝粥

◎材料：羊肝200克、韭菜300克、白米、枸杞、薑適量。
◎做法：鍋內加水，白米入鍋，旺火燒開後，把其他原料和調料放入鍋內，調小火慢慢熬，至白米熟爛即可。
◎功效：有補肝明目、補腎益陽、溫腎固精的作用；對於夜盲、盜汗、食欲不振等症也有很好的效果。

14、鯉魚紅豆湯

◎材料：鮮鯉魚1條（500克左右）、紅豆150克。
◎做法：將鯉魚洗淨，與紅豆入鍋內，加水適量，燉至魚熟豆爛時即可。
◎功效：適用於肝硬化、腹水。

15、韭菜餃子

◎材料：韭菜500克、蝦仁150克、雞蛋3個。
◎做法：將韭菜、蝦仁、炒熟的雞蛋混在一起，加入適量調料調拌均勻為餡，在每張麵皮中放適量餡包好，入鍋煮熟即可。
◎功效：有補肝明目、健胃、補腎益陽、溫腎固精之效。

16、涼拌胡蘿蔔

◎材料：胡蘿蔔150克、綠豆芽200克、大蔥50克。
◎做法：將胡蘿蔔去皮，洗淨，切成絲；大蔥剝淨，切成絲；將綠豆芽去根，洗淨，用沸水煮約2分鐘，撈出，瀝乾；去油鍋，待油燒至六成熱時，放入蔥絲爆香，再倒入胡蘿蔔絲翻炒片刻盛起；待胡蘿蔔絲晾涼後，加入綠豆芽，拌勻，再加入調料調味即可。
◎功效：明目益肝。

前面列舉了一些食譜，不過，中華民族飲食舉世聞名，所以我

們充分相信，廣大讀者朋友可以根據相關食材做出更多更好的養肝料理。

　　這裡主要還是強調食材搭配和烹飪技法，因為即便是同樣的食材，不同的烹飪技法，可能就會效果大異。比如菠菜炒豆腐，因為菠菜含大量草酸，豆腐中有大量的鈣質，在做菜時，如果不做前期處理，把菠菜和豆腐一鍋燒，不僅降低菠菜的營養價值，也降低了人體對豆腐中鈣質的吸收率。如果將烹調手段略加改善，效果就截然不同，比如把菠菜先用開水汆一下，就可以去掉大量的草酸，再和豆腐一起煮的話，就不會出現草酸鈣的結合物。或者，換一下，把菠菜換莧菜，就不用擔心草酸鈣和常吃長結石的問題了。

　　另外，我們說春季青色食材養肝，絕不是讓您就只吃這些菜了，還得注意營養均衡，也要顧及其他臟器，否則它們也會抗議、罷工或鬧彆扭的。怎麼顧及呢？五色搭配。

　　比如，萵苣對肝臟、消化道各器官都有作用，清炒的話，功效也就如此了。但是，如果加上一點胡蘿蔔絲，甚至再加點肉絲，就大不一樣了——黃綠搭配，萵苣性寒、胡蘿蔔微溫；萵苣和胡蘿蔔維生素含量高，豬肉蛋白質、脂肪多，這不正好搭配均衡了嗎？

　　所以，您大可不必侷限於書中的食譜，而是完全可以根據自己的體質和實際情況，應用本書講解的理論，選擇合適食材，五色五味調和，花樣翻新，這也是我們的期待！

第十章　夏季紅色食材養心

　　有一個廣告說：「人類失去想像，世界將會怎樣」？從中醫的角度來說，心主想像，不知道有沒有人去想，如果一個人失去心臟，人體將會怎樣？

　　前面曾經講過，心臟為「君主之官」，把它比作人體這個獨立王國的國王，其重要性可見一斑。而從西醫的角度來看，它是人體輸送血液的永動機，不僅功高，而且勞苦，所以要保養好它。

　　我們不妨先對照下表回顧一下：

五臟	五行	在時	五色	其味	其腑	在竅	其榮	在志	其音
心	火	夏	赤	苦	小腸	舌	面色	喜	徵

　　心官拜君主之官，也就是皇帝陛下，現代應該相當於總統兼總司令兼國會主席的級別。在五行裡面對應火，主血，其腑為小腸，在時為夏季，五色中對應紅色……我們要「因時食養」的話，關鍵點在於：

　　心臟其腑為小腸，那麼養心一般要連帶注意小腸的功能；在竅為舌，其榮在面，那麼可以從舌頭和面色的狀態判斷心臟功能的好壞；在志為喜，那麼養心就要注意，平時狂喜之下不要鬧出范進中舉之後的「失心瘋」才行；在時為夏季，那麼養心最好的季節就是夏季了；其色對應紅色，那麼一般吃紅色食材、藥材就會有養心的作用；其味為苦，那麼可知多吃苦味食材對心臟有好處；其音為徵，那麼相應的該聽略微高亢一點的音樂……

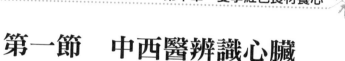
第一節　中西醫辨識心臟

◎ 一、西醫識心

　　心臟的外形略呈倒置的圓錐形，大小約相當於一個人的拳頭，位於胸腔的縱隔內，夾在兩側胸膜囊之間，整個心臟2/3偏在身體正中線的左側。心臟是個空腔器官，內腔被縱向的心中隔分為互不相通的左、右兩半。每半心各有一個橫向的房室口，就相當於一道門，將半心分為上方的心房和下方的心室。因此心臟被分為右心房、右心室、左心房和左心室。右心房、右心室容納載著二氧化碳的靜脈血，左心房、左心室容納新鮮的飽含氧氣的動脈血。

　　心臟的主要功能是負責血液循環，它就像是一座永不停歇的小型發電廠，時刻供應身體各部位的運作能量。當您在讀本頁時，大約用了一分鐘，這時心臟跳了70～80下，為你的眼睛、大腦和全身都送來了新鮮的、飽含氧氣的血液，並把同樣多的靜脈血擠壓入肺，在那裡重新充氧。通過與心臟相連的循環管道（各級血管），心臟將攜帶氧氣與養分的動脈血送到人體各部位，而將用過的靜脈血運回來；當血液循環經過肺部時，藉由呼吸作用，把二氧化碳排出，再把新鮮氧氣換入血中，供給人體組織及心臟本身使用。

　　心臟跳動一次送出約80CC的血液，而一分鐘跳動70～80次，輸送出5600CC的血液，一天累計下來大約有8000升，重量約八噸，相當於40大桶的汽油，由此可知心臟負擔多大的工作量。你也可以算算心臟一個月、一年要運送多少血。當心跳停止時，氧氣就無法循環，經過短暫的時間，留在身體各部位血液中的氧氣很快就會消耗完畢，器官就會缺氧而發黑、死亡，這個人當然也就死亡了，我們聞之色變的心肌梗塞就是這麼回事。

○ 二、中醫識心

中醫所說的心，那就不僅是解剖學中的心臟，還包括「心領神會」的心，即腦的活動。

中醫認為，心是人體生命活動的最高主宰，所以有「君主之官」之稱，其最重要的生理功能是主神志和主血脈、主汗。

所謂「心主神明」，實際上就是說大腦等中樞神經系統的功能，主管人的心理活動和思想、精神，像一些詞語比如「心領神會」、「心悅誠服」等都與這個有關。所以，心功能正常者精神飽滿、思維敏捷，若心功能失調，則會表現出精神萎頓、反應遲鈍、健忘等現象。

心主血，血行脈中，心推動血液在脈管中運行以營養全身。血液之所以能在血管內循環，全靠心氣的推動。另外，又因為心主神明，所以心臟同時為人體思維和營養物質輸送的中樞主宰，因此心在各個臟器中處於中心地位，各個臟器都要緊密團結在心臟周圍，各盡其責，為身體健康而艱苦奮鬥。

《內經》說：「心之合脈也，其榮色也」，中醫認為「心氣」是心臟搏動的動力，因為面部的血脈較豐富，所以心氣的盛衰、心與血脈的情況常可從面部的色澤反映出來。心氣充足，心臟正常搏動，心功能健全，血脈通暢，必然面色紅潤光澤；而當心氣衰減、血脈空虛，就會有心悸的感覺，自然就面色蒼白無華。

此外，中醫認為心開竅於「舌」，心火旺除表現為口爛外，還有舌紅生瘡、破潰，風痰阻絡使舌體強硬、運動不靈活，說話產生障礙等。

中醫還認為，汗為心之液，因為血液是心所主，血液中一部分是津液，汗是津液所化生的，所以心虛則盜汗、多汗（比如某人

做了虧心事，面對質疑會滿頭大汗，不過西醫的解釋是精神緊張引起，但反正中醫的心臟也主精神，並不衝突）。比如，有人夜間睡覺盜汗、天氣並不熱卻出汗，在中醫看來就是「心虛」或「心血虛」。

1、心與小腸

心臟對應的臟腑為小腸。小腸的主要生理功能是接受由胃而來的水穀，而後主化物和分別清濁。小腸接受由胃傳來的食物，再進一步消化、吸收精華，透過脾轉輸於肺而達到全身各部，同時排出糟粕——尿和糞便。當小腸病變時，一般表現為消化、吸收不良和大小便異常。

心與小腸透過經脈的絡屬構成表裡關係。心屬裡，小腸屬表，兩者經脈相聯，故氣血相通。所以，當心火過旺，會出現小便短赤、灼熱疼痛等小腸相關症狀，叫「心移熱於小腸」。同樣，如果小腸實熱，也會出現心煩等症狀，治療上既要清瀉心火，又要清利小腸之熱，雙管齊下才行。

2、心與脾

心生血，而脾主統血，血液運行固然有賴於心氣推動，還必須有脾的統攝，這樣才能維持其正常的運行，所以心脾相輔相成，兩者的關係主要反映在血液的生成和運行這兩個方面。如果脾氣虛弱，運化失職，血的來源不足，就會導致心血虧虛。反之，如果心思慮過度，耗傷心血，也可影響脾之健運。

3、心與腎

表面看來，心屬陽，其性屬火，位居於上，而腎屬陰，其性

屬水，位居於下——這兩者似乎水火不容、風馬牛不相及，但是，按照中醫普遍聯繫、相生相剋的觀點，正常情況下，心陽須下降於腎，以資腎陽，共同溫煦腎陰；而腎陰必須上濟於心，以資心陰，共同滋養心陽。這樣陰陽互相制約，心與腎保持這種「水火相濟」、「心腎相交」的關係，就陰陽調和，和諧了。如果這種正常關係受到破壞，就會出現健忘、心悸、失眠、多夢、遺精等「心腎不交」的症狀。

瞭解了這些，我們才好針對性地做「心的」食養、食補、食療。

第二節　心臟症狀自我檢測

您的心臟還好嗎？

不妨對照下表，應用四診之法來為自己做一個自測吧。還記得問診「十問歌」嗎？我們再來復習一下：

「一問寒熱二問汗，三問頭身四問便，五問飲食六問腹，七聾八渴俱當辨，九問舊病十問因，再兼服藥參機變，婦女尤必問經期，遲速閉崩皆可見，更添片語告兒科，麻痘驚疳須點驗。」

◎ 一、自我檢測

◀ 表10-1　心臟自我檢測表

四診觀察	症狀及表現	可能問題診斷
望	面色暗淡 面色淡白 有時面紅目赤 顴紅 口唇青紫 舌胖、舌淡或紫暗 舌苔淡白 舌爛生瘡 尿黃而少	心陽虛 心氣虛，心陽虛 心陽暴脫，心血虛 心火上炎 心火上炎 心陽暴脫 心陽虛，心陽暴脫 心氣虛，心血虛 心火上炎 心陰虛
聞	呼吸微弱 呼吸急促、上氣不接下氣	心陽暴脫 心氣虛，心陽虛，心陽暴脫
問	潮熱 盜汗 自汗 突然冷汗淋漓 眩暈 神志模糊 心胸悶或痛 心悸、心氣虛 乏力，心氣虛 四肢發冷、畏寒 消瘦 經常失眠、多夢 咽乾口燥 健忘 小便刺痛	心陰虛 心陰虛 心氣虛，心陽虛，心陽暴脫 心陽暴脫 心血虛 心陽暴脫 心陽虛，心陽暴脫 心陽虛，心陽暴脫 心血虛，心陰虛 心陽虛，心陽暴脫 心陽虛，心陽暴脫 心陰虛 心血虛，心陰虛、心火上炎 心陰虛，心火上炎 心血虛、心陰虛 心火上炎

◎ 二、辨證施治

照中醫的說法，一般常見的心臟虛症包括：心氣虛弱、心血虛及心陰不足等，現分別介紹如下：

1、心氣虛證

心氣虛證，是因心臟功能減退所致，一般年老體衰、久病或勞心過度可引起此證，表現為心悸怔忡，胸悶氣短，活動後加重，面色淡白或㿠白，或有自汗，舌淡苔白，脈虛。

心氣虛的治法為補心氣，安心神。方藥採用養心湯加減，其藥材為黃耆、黨參、白朮、茯苓、酸棗仁、柏子仁、甘草等。

2、心陽虛證與心陽暴脫證

心陽虛證，是指心臟陽氣虛衰所表現的證候。一般心氣虛甚、寒邪傷陽、汗下太過等可引起此證。表現為除了上述心氣虛的相關體徵外，還有畏寒肢冷，心痛，舌淡胖，苔白滑，脈微細等。

心陽虛證的治法為溫通心陽，回陽救逆。方藥用桂枝甘草湯加減或四逆湯加減，藥材為附子、肉桂、乾薑、五味子、桂枝等。

心陽暴脫證，是指陰陽相離，心陽驟越所表現的症狀。一般病情危重，危症、險症均可出現此證。若突然冷汗淋漓，四肢厥冷，呼吸微弱，面色蒼白，口唇青紫，神志模糊或昏迷，則是心陽暴脫的危象。

治法為回陽固脫，兼斂真陰。方藥用四逆湯合生脈散化裁，藥材為附子、乾薑、人參、五味子、炙甘草、丹參、黃精等。

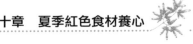

3、心血虛證與心陰虛證

　　心血虛證，是指心血不足，不能濡養心臟所表現的證候。心陰虛證，是指心陰不足，不能濡養心臟所表現的證候。兩者常因久病耗損陰血，或失血過多，或陰血生成不足，或情志不遂、氣火內鬱、暗耗陰血等因素引起。心悸怔仲、失眠多夢，為心血虛與心陰虛的共有症。若兼見眩暈、健忘、面色淡白無華或萎黃、口唇色淡、舌色淡白、脈象細弱等，為心血虛。如果還有五心煩熱、潮熱、盜汗、兩顴發紅、舌紅少津、脈細數，則為心陰虛。

　　心血虛治法為補養心血，益氣安神。方藥採四物湯加減，藥材為當歸、白芍、熟地、元參、棗仁、五味子、百合、小麥、黃耆、黨參、茯神、遠志等。

　　心陰虛，虛火上炎治法為滋補心陰，清心安神。方藥為補心丹化裁，藥材為當歸、阿膠、玉竹、元參、麥冬、棗仁、柏子仁、龍骨、牡蠣、琥珀、珍珠母、石決明、黃連、竹葉、連翹、石蓮子、燈心草等。

4、心火上炎證

　　其病因與心陰虛類似，主要表現為煩熱不安，夜寐不眠，口渴思飲，舌爛生瘡，尿黃而少，小便刺痛，或面紅目赤，苔黃，脈數。治法為清熱瀉火，採用方藥為導赤散化裁，藥材維生地、木通、黃柏、梔子、竹葉、生甘草梢等。

　　為了便於記憶，列表如下：

◀ 表10-2　心病的辨證論治簡表

病名	共有症狀	主要臨床特點	治則	代表方劑
心氣虛	心悸、氣短，動則加重	面色淡白、精神疲乏，自汗，舌質淡胖	補心，益氣，安神	養心湯
心陽虛		除心氣虛症狀外，還表現為面色灰滯，畏寒肢冷、心胸憋悶或作痛	溫補心陽，回陽救逆（心陽暴脫）	桂枝甘草湯 四逆湯
心血虛	心悸，失眠，健忘，多夢	面色白無華，眩暈怔忡，唇舌色淡	補心血，安心神	四物湯加味
心陰虛		心煩，虛熱，盜汗五心煩熱，面色潮紅，咽乾，舌紅少津	滋補心陰，清心安神	補心丸
心火上炎		煩熱，夜寐不眠，口渴思飲，舌爛生瘡，尿黃而少，小便刺痛，有時面紅目赤	清心熱，瀉火利尿	導赤散

　　大家可以根據自己的體質差異，選取適當的藥膳，適時調理。如果沒有特殊的疾病，則可以輪流用藥膳，加上後面介紹的相應食物食材，配合日常保健的措施來養生，保護好您的心臟。

第三節　紅色食材養心

　　中醫有「夏屬火，其氣熱」的說法，按照五行理論，在五臟對應上，夏季、紅色對應人體五臟的心和六腑的小腸。紅色屬於五行中的「火」，正給人一種有如火焰般的感覺，剛好在季節上也對應夏季旺盛蓬勃的屬性。

所以古人認為，既然夏季是萬物生長、新陳代謝速度加快的季節，與火的上炎、熱力四散相似，那麼養心的最好季節就是夏季。因為紅色對應心臟，而且紅色食物大都具有溫熱的特性，能影響心與小腸，多半有補血、生血及補陽的功效，所以適用養心。

　　一般，常見赤色或偏赤色食物，都可以用來養心。比如紅豆、西瓜、馬齒莧等，這些是偏涼性的，但富含鐵質，可以補鐵、補血；還有偏溫性的胡蘿蔔、番茄、蘋果、牛肉、羊肉、櫻桃、荔枝、龍眼肉等，大多數紅色肉類，以及紅棗、洛神花、枸杞、紅花、山楂、桑椹等藥材，都是食養心臟的可用之材，現將它們歸納如下：糧豆類有紅豆、花生、高粱等；果蔬類有紅棗、枸杞、番茄、胡蘿蔔、山楂、櫻桃、西瓜、草莓、柿子、蘋果、楊梅、荔枝、石榴、李子等；肉類有雞肝，豬、牛、羊的心、肝、肺、腎、肚肉等、豬血、驢肉，兔肉及部分海魚。

　　又因為心臟在五行中對應「苦味」，所以有些苦味食材，比如大眾熟知的黃連，便是「苦入心」的代表。還有銀花、連翹、黃芩、夏枯草、魚腥草、蒲公英、苦參等能加強心肌功能，改善全身血液循環；野菊花能擴張冠狀動脈，增加冠狀動脈血流量，這些中藥也用於改善治療心臟疾患。

　　下面介紹一些養心的蔬菜、肉食、水果等食材。

◎ 一、常用養心食材

1、番茄

　　番茄，性微寒、味甘酸，含有幾乎所有的維生素成分。番茄含有豐富的胡蘿蔔素、維生素B群和維生素C，尤其是維生素P的含

量居蔬菜之冠，被稱作「維生素倉庫」，同時它還含有蛋白質、脂肪、鐵、鈣、磷等營養成分，是一種營養價值相當高的蔬菜。鮮番茄和番茄汁水分含量高（約94%）、熱量低，是維生素A、維生素P和維生素C的較好來源。

番茄有生津止渴、健胃消食、涼血平肝、清熱解毒、降低血壓之功效，對高血壓、腎臟病人有良好的輔助治療作用。尤其是它含有的菸酸能維持胃液的正常分泌，促進紅血球的形成，有利於保持血管壁的彈性和保護皮膚，所以吃番茄對防治動脈硬化、高血壓和冠心病有好處。另外，番茄中還含有一種抗癌、抗衰老的物質——穀胱甘肽，具有獨特的抗氧化能力，能清除自由基，保護細胞，使去氧核糖核酸及基因免遭破壞，阻止癌變進程。正因為這兩項原因，我們把它放在了養心食材的推薦首位。

不過，要注意的是：

①急性腸炎、菌痢及潰瘍活動期病人不宜食用番茄，否則易加重病情。

②青色未熟的番茄中，有毒的番茄鹼含量較高，不宜食用。

2、紅豆

「要長壽，多吃豆」，這裡主要講紅豆。

紅豆也稱赤豆，但注意別混淆了，此紅豆不是相思豆的那個「紅豆」。紅豆性平、味甘酸，入心、小腸經。紅豆以豆粒完整、顏色深紅、大小均勻、緊實皮薄的為佳，其中顏色愈深者，表示其鐵質含量愈高，藥用價值更高。

紅豆有治血、排膿、消腫、利濕退黃、解毒之功效，可治心腎臟器水腫和痛腫、胙肪等症，對水腫腹滿、腳氣浮腫、熱毒癰瘡如

疿腮、乳癰、丹毒、腎炎水腫、肝硬化腹水等病症都有一定療效。另外紅豆纖維有助於排泄體內鹽分、脂肪等廢物，在瘦腿上有很大效果，這對於想要健美體形的女士是一大福音。「醫聖」張仲景所創製的千古名方「瓜蒂散」、「麻黃連翹紅豆湯」和「紅豆當歸散」中，配用紅豆屢建功勳。夏秋季熱毒最盛，易使人生瘡長癰，而煮食紅豆湯可以預防。

儘管紅豆含豐富的蛋白質、微量元素，有助於增強機體的免疫功能，提高抗病能力。但要注意，紅豆含的胰蛋白酶抑制劑有避孕作用，亦能抑制人體精子頂體酶的活性。

另外，紅豆雖然可以補血，主要是針對缺鐵性貧血，如果是因為缺乏維生素B_{12}引起的貧血，那麼食用紅豆就效果有限。雖然紅豆是營養成分極高的碳水化合物，但在消化過程中，其豆類纖維易在腸道發生產氣現象，因此腸胃較弱的人，在食用紅豆後，會有飽脹、脹氣等不適感。如果在煮紅豆時加入少許鹽，則有「軟堅消積」的作用，有助於排除脹氣。

3、花生

花生性平、味甘，入肺、脾經。花生含有賴氨酸、穀氨酸、卵磷脂、腦磷脂、兒茶素等十幾種對人體有益物質，可使兒童智力提高，促進細胞發育，有增強大腦記憶力的功能，並能有效地防止人體過早衰老，具有抗老化作用。

值得一提的是，花生種子含油45%～55%，少數種類可達60%左右，蛋白質含量為25%～30%。花生油是80%不飽和脂肪酸和20%飽和脂肪酸的甘油脂混合物，脂肪酸、油酸占33.3%～61.3%，亞油酸占18.5%～47.5%，品質優良，氣味清香。花生油中含有的大量亞油酸可使人體內膽固醇分解為膽汁酸排出體外，避免膽固醇

在體內沉積，減少因膽固醇在人體中超過正常值而引發多種心腦血管疾病的發生率。

花生中所含的白藜蘆醇化合物，有助於降低癌症和心臟病的發病率。花生衣富含止血素，能對抗纖維蛋白的溶解，有促進骨髓製造血小板的功能，有凝血、止血的作用，可使受損的肝臟血管得到修復與保護，對血小板減少性紫癜、血友病和其他內臟出血病有較好療效。花生的主要功效有潤肺、和胃、補脾、通乳、降壓、通便等，對於燥咳、反胃、浮腫、腳氣、乳汁不足、貧血、便祕、失眠多夢等病症具有一定療效。

不過，要注意的是：

①發黴的花生千萬別吃，因為含黃麴毒素，易致癌。

②花生不可與香瓜同食，也不要與生黃瓜同吃，因為花生中含有大量的油脂，黃瓜屬涼性食物，同時食用易導致腹瀉。

4、山楂

山楂又名山裡紅、紅果、胭脂果，營養豐富，特別是鐵、鈣等礦物質和胡蘿蔔素、維生素C的含量均超過蘋果、梨、桃和柑橘等水果。山楂的藥用價值非常廣泛，它具有散瘀、消積、化痰、解毒、開胃、收斂等多種功效，已製成山楂丸、健脾丸、保和丸等十幾種傳統中成藥。

據近代醫學證明，山楂還有降壓、強心、擴張血管以及降低膽固醇的作用。山楂中含有黃酮類，能擴張冠狀動脈、增加冠狀動脈的血流量，因此，冠心病患者（包括心絞痛者），宜常飲山楂茶。

山楂含有山楂酸、檸檬酸、酒石酸、蘋果酸、維生素C等成分，常食山楂能增加胃中酶類分泌，促進消化功能；山楂中的一種解脂酶，亦能幫助消化脂肪類食物。飯後嚼山楂2～3顆，可健胃消食除脹。山楂能使血管擴張，有助於解除局部瘀血狀態，對由於心脈瘀阻引起的胸部不適和因血瘀氣滯而導致的肝脾腫大，以及婦女痛經均有一定治療功效。

對胸痹疼痛者，常在湯藥中加生山楂15克左右，以活血止痛。此外，山楂果實中還含有一種抗癌的藥物成分牡荊素，不僅能阻斷亞硝胺的合成，還可抑制黃麴毒素的致癌作用。所以，消化道癌症的高危人群應經常食用山楂，對於已經患有癌症的患者，若出現消化不良時也可用山楂、米一起煮粥食用，這樣既可助消化，又可產生輔助抗癌的作用。

不過，食用山楂也有一些問題要注意：

①兒童不宜多食山楂，否則對牙齒的生長發育不利。

②孕婦應忌食山楂，否則會刺激子宮收縮，甚至造成流產。

③山楂與含維生素C分解酶的果蔬不宜同食。黃瓜、南瓜、胡蘿蔔等果蔬中均含有維生素C分解酶，與山楂同食，會破壞分解山楂中的維生素C，降低營養價值。

5、草莓

草莓性涼、味甘酸，含有豐富的維生素、纖維素及果膠物質，還含多種糖類、檸檬酸、蘋果酸、胺基酸，而且糖類、有機酸、礦物質比例適當，容易被人體吸收，從而能夠達到補充血容量、維持體液平衡的作用。

草莓不僅具有豐富的營養價值，還具有較高的藥用和醫療價

值。中醫認為，草莓具有潤肺生津、健脾和胃、補血益氣、涼血解毒作用，可輔助治療動脈硬化、高血壓、冠心病、壞血病、結腸癌等病症，對改善腸胃病、心血管病、咽喉腫痛、食欲不振、小便短赤、體虛貧血、瘡癤等病症有一定促進和防治作用。

現代醫學研究發現，草莓中含有一種叫「草莓胺」的物質，對治療白血病、障礙性貧血等血液病有良好的療效。同時，草莓中含有豐富的維生素、纖維素及果膠物質，這些物質對緩解便祕症狀和治療痔瘡、高血壓、高膽固醇及結腸癌等，均有顯著療效。此外，草莓中含有泛酸及柳酸甲烷，常吃可降低血中尿酸，有改善痛風病症的功效。

要注意的是，草莓性涼，入脾，所以，脾胃虛寒、大便溏瀉者不宜多食。草莓中含鉀較高，腎功能異常、尿毒、洗腎患者不宜多食。另外，草莓中含有的草酸鈣較多，所以，因草酸鈣引起的泌尿系統結石病人不宜過多食用草莓。在食物搭配方面，草莓不宜與胡蘿蔔同食，二者同食，會破壞維生素C的營養成分，使草莓失去原有的營養價值。

選購草莓時應注意避免選購激素草莓。一般，中間有空心、形狀不規則且看起來碩大的草莓就是激素催熟所致。應挑選表面光滑，有細小絨毛的草莓購買、另外，草莓十分怕水傷，買回的草莓如不馬上食用，千萬不要先用水洗，應該即吃即洗。

6、西瓜

西瓜性寒、味甘，含有大量蔗糖以及果糖、磷酸、蘋果酸、枸杞鹼、瓜氨酸、茄紅素、β-胡蘿蔔素、維生素、粗纖維以及鈣、碘、鐵等多種礦物質和微量元素。

西瓜有利尿、消暑、除濕、治療黃疸病、腎炎等保健功能，瓜

中的配糖體還有降低血壓的作用，是夏季主要的消暑果品，古人曾經以「香浮笑話牙生水，涼入衣襟骨有風」來讚美它。

西瓜不僅是能夠清涼解渴的天然飲料，也是一味良藥，具有清熱解暑、利尿降壓、美容養顏、抗衰老等作用。西瓜皮含葡萄糖、蘋果酸、枸杞鹼、果糖、蔗糖酶、瓜氨酸、茄紅素及豐富的維生素C等，有消炎降壓、促進新陳代謝、減少膽固醇、軟化及擴張血管的作用，能提高人體抗病能力，預防心血管疾病的發生。西瓜中含有瓜氨酸和精氨酸，這兩種物質能增進大鼠肝中尿素的形成而導致利尿，西瓜中的多糖體也具有利尿降壓作用。西瓜含有少量鹽類，對腎炎有特殊的治療效果。

值得一提的是，西瓜是敗火的良方，素有「吃上兩塊瓜，藥物不用抓」的說法，中醫稱其為「天然白虎湯」。外感暑熱而發燒、多汗時，飲用幾杯西瓜湯汁，可使人心清氣爽，浮躁頓失，情緒平靜。

要注意的是，體內虛寒者不宜多食西瓜，西瓜水分較多，在胃裡會沖淡胃液，容易引發腸胃炎、腹痛、腹瀉、消化不良等症狀，所以，患有脾胃虛寒、腸胃潰瘍，包括在病期內調養者均不宜多食用西瓜

西瓜不宜冷藏後再吃，許多人喜歡買回西瓜後，放入冰箱冷藏了再吃，以求涼快，但長時間吃冰西瓜會損傷脾胃。另外，西瓜性寒，具有利尿作用，腎氣不足、小便頻多者不適宜多食，否則會加重病情。

7、石榴

石榴性平、味甘澀，無毒。石榴含有維生素A、維生素B、維

生素C、蛋白質、碳水化合物、鈣、鐵、鋅、硒等多種豐富的營養成分。目前已知，石榴對許多疾病都能夠產生輔助治療的作用。

石榴肉可防治咽喉腫痛；石榴汁有助消化，還具有軟化血管、降低血糖、解酒、防止冠心病、預防高血壓、強肝健體等功效；石榴葉可炒製成茶，味道清香，乃消暑解渴之佳飲；石榴的根能有效驅除人體內的蛔蟲；藥用最多的則為石榴皮，它對防治中耳炎、月經不調、牙齦腫痛、久瀉久痢、皮膚病等均有顯著療效。

用石榴汁與檸檬和糖類混合飲下，可以幫助解除醉酒的痛苦，能夠迅速使人從爛醉如泥中獲得鎮靜。石榴的果粒經過榨汁發酵形成石榴酒，酒中含有的葡萄糖、果糖、多種胺基酸，能夠直接被人體吸收，既可產生軟化血管、降低血脂、增強心臟活力的作用，又有預防動脈硬化等功效。

而石榴中不含蔗糖，可以有效減少對糖尿病患者造成的傷害。石榴中含有硼酸和丹寧，能夠消除口中的臭味，具有強大的殺菌效果。石榴中所含的丹寧，以及與丹寧結合形成的鞣花酸能產生很好的止血作用。一些民間療法是將石榴花與石灰混合，製成粉末狀，再配以香油等調和，製成藥塗抹使用，多用於割傷、燒傷、燙傷。

石榴中含有強力雌激素，有助於女性度過更年期障礙，有效調理女性的特有症狀，可防止女性智力衰退。另外，石榴皮內服可治療腹痛、驅蛔蟲，外用塗抹，可治療牛皮癬等皮膚病。

8、櫻桃

櫻桃是一種既好吃又具有很好的保健作用的水果，可稱得上渾身都是寶：它的果肉可以補中益氣、祛風勝濕，對治療腎虛、腰腿疼痛等病症均有較好的輔助療效，它的核具有解毒、發汗、透疹的

作用，連櫻桃樹葉也可產生殺蟲解毒的功效，可治療蛇蟲咬傷、陰道滴蟲等病症。

　　常食櫻桃可以補充人體內對鐵元素的需求，防治缺鐵性貧血，增強體質，健腦益智，有健脾強胃、調中益氣之功效，對消化不良、風濕身痛等病症產生很好的輔助治療作用，亦可美容養顏。

9、洛神花

　　洛神花性溫、味酸甘，含有人體所必須的冬氨酸、穀氨酸、脯氨酸、甘氨酸、丙氨酸、賴氨酸、精氨酸等17種胺基酸以及抗氧化功能顯著的花青素、多元酚等，尤其富含維生素C抗壞血酸。洛神花中的木槿酸，被認為對治療心臟病、高血壓、動脈硬化等有一定療效，可降低膽固醇和三酸甘油脂。

　　洛神花有很強的抗氧化、抗腫瘤、保護心血管、保護肝臟及降血壓的功能，中醫用洛神花來清熱、解渴、止咳、降血壓。相關醫學證明，在連續服用21天的洛神花茶後，血壓能有5%～11%不同程度的下降，確實有助血壓的控制。

　　但要注意的是，目前洛神花多數製成蜜餞，高鹽、高糖，對於心血管、腎臟是一種負擔，如要用來養心，最好選用未加工的洛神花。另外，胃酸過多者也不宜多飲洛神花。

第四節　養心及相關心臟疾病對症食譜

　　心臟方面的問題，主要是高血壓、冠心病和有所關聯的高血脂症，以及屬於中醫心臟疾患範圍內的貧血。

◎ 一、高血壓

當一個人的舒張壓持續超過90毫米汞柱（12.0千帕）、收縮壓超過130毫米汞柱（17.3千帕），而且經過多次正確的測量（至少在不同時間測量三次）都如此，就可以稱之為高血壓。高血壓的病因還沒弄清，但已經確定的是與肥胖、老化、久坐、壓力、大量喝酒、高鹽分攝取、低鉀及低鈣攝取等相關。

飲食方面宜清淡素食，每餐不宜過飽，少吃動物脂肪和高膽固醇食物，禁辛辣、菸酒。

⊙對症食譜⊙

1、番茄早點

◎材料：番茄1～2個，白糖適量。
◎做法：每天早晨選個鮮熟番茄，空腹蘸白糖吃。
◎功效：降血壓。

2、西瓜果菜飲

◎材料：西瓜300克、大黃瓜200克。
◎做法：將西瓜去皮、去籽，切成小塊；把大黃瓜洗淨，削皮，去瓤，切碎；將西瓜塊和黃瓜一同放入果汁機中，攪拌均勻，飲用即可。
◎功效：改善高血壓、心臟病，預防心血管疾病。

3、玉米西瓜方

◎材料：黃玉米鬚、香蕉皮各30克、西瓜皮20克。
◎做法：將所有原料洗淨，放入砂鍋內加水適量，先用大火煮沸，再用小火煎成湯，取汁，內服，每日一劑。
◎功效：調治原發性高血壓。

◎ 二、高血脂症

　　高血脂症說白了就是攝取動物性脂肪（飽和脂肪酸）太多了，因為飽和脂肪酸很容易被人體吸收，從而導致膽固醇和三酸甘油脂升高。高血脂症是促使動脈硬化，形成冠心病的主要因素。

　　飲食方面，因為人體飽和脂肪酸的主要來源是肉類動物性脂肪（魚類除外，魚類的脂肪是非飽和脂肪），所以飲食控制就很重要。平時飲食最好以植物油、豆類、蛋白質、蔬菜、水果為主，忌食動物性脂肪及高膽固醇食物。

◉對症食譜◉

1、山楂飲

◎材料：山楂15克、綠茶3克。
◎做法：開水沖泡，加蓋燜10分鐘左右，當茶飲，每日1劑。
◎功效：清熱活血降脂，適用調治冠心病、高血脂症及膽固醇過高。

2、薏米冬瓜山藥粥

◎材料：薏米60克、冬瓜300克、山藥200克。
◎做法：將薏米洗淨，冬瓜洗淨切小塊，山藥去皮切小碎塊，入鍋，加水1000CC，煎煮40分鐘，薏米熟透即可食用。
◎功效：主治脂肪肝、高血脂症、糖尿病。

◎ 三、貧血

　　貧血，這個就不能顧名思義了，它並不是說人體血的量少了，而是血的品質和組成成分出了問題，具體講就是血液中的紅血球、血紅素容積低於正常值。

　　飲食方面，注意查明貧血原因，比如是缺鐵性貧血，或是營養

性貧血，還是再生障礙性貧血等，然後再對症治療。

◉對症食譜◉

1、草莓紅棗粥

◎材料：草莓100克、紅棗50克、荔枝乾30克、糯米150克。
◎做法：將草莓洗淨，去蒂，切塊。把草莓塊、紅棗、糯米、荔枝乾放入鍋中，加適量清水，用中火熬煮至熟，作為主食食用。
◎功效：主治氣虛貧血。

2、菠菜粥

◎材料：菠菜100克、紅棗50克、白米100克。
◎做法：將白米、紅棗洗淨，加水熬成粥；熟後再加入菠菜煮沸即可。
◎功效：滋養補血，主要適用於缺鐵性貧血。

◎ 四、冠心病

即冠狀動脈性心臟病，是指因冠狀動脈狹窄、供血不足而引起的心肌機能障礙和器質性病變，所以通俗的說法叫缺血性心肌病，其原因與冠狀動脈供血不足及血栓形成有關。

飲食方面同高血壓，建議多喝茶。

◉對症食譜◉

1、丹參綠茶飲

◎材料：丹參9克、綠茶3克。
◎做法：將丹參和綠茶一起置於杯中，開水沖泡，加蓋燜10分鐘左右後飲用。
◎功效：清熱化瘀、止痛安神，適用於冠心病及心絞痛。

2、玉米粥

◎材料：玉米粉150克，清水適量。
◎做法：將玉米粉放入鍋中，用溫水調成稠糊狀；取鍋放入清水燒開，倒入玉米糊攪勻，煮沸後，再用小火略煮即可。
◎功效：開胃寬腸，降低血脂，防治冠心病，經常食用可保持大便通暢。

3、山楂燉牛肉

◎材料：山楂15克、紅花6克、紅棗12枚、熟地6克、牛肉200克、胡蘿蔔150克。
◎做法：將牛肉洗淨，用沸水汆一下，切成4公分見方的塊狀。把牛肉放入燉鍋中，加入約1000CC的水，再加入料酒、鹽、蔥段、薑片，用中火煮20分鐘。在牛肉湯中再加入上湯1000CC，待煮沸後，放入胡蘿蔔、山楂、紅花、熟地，燉約50分鐘即可。
◎功效：補氣血、去瘀阻；降壓、調節心肌、增加心臟收縮幅度、擴張血管及降低膽固醇等，適於心絞痛（心痺）、冠心病患者食用。

⊙其他養心食譜⊙

1、山楂銀菊茶

◎材料：山楂10克、金銀花10克、菊花10克。
◎做法：將山楂洗淨、搗碎。熱鍋，加水，將搗碎的山楂和金銀花、菊花一同倒入鍋中，攪拌均勻。水沸後，再小火煮片刻，即可。
◎功效：山楂銀菊茶具有消脂、降血壓之功效。

2、紅棗枸杞豆漿

◎材料：黃豆60克、紅棗15克、枸杞10克。
◎做法：將泡好的黃豆洗淨，紅棗去核洗淨，枸杞洗淨，裝入豆漿機榨汁熬熟，即可飲用。
◎功效：補虛益氣，安神補腎，改善心肌營養。

3、洛神草莓茶

◎材料：洛神花6朵、草莓汁250CC、蘋果1個。
◎做法：將蘋果洗淨去皮切小塊，洛神花加入草莓果汁與水各
　　　　250CC，煮出蘋果味即可趁熱喝。
◎功效：防治輕度心血管疾病。

4、花生秧花生葉方

◎材料：鮮花生秧50克、花生葉50克。
◎做法：將上兩味藥洗淨，去雜切碎入鍋，加水1000CC，煎煮30分
　　　　鐘，去渣，取藥液。一日一劑，早、晚分服，一次200CC。
◎功效：調治高血壓。

5、香椿桑葉方

◎材料：香椿葉15克、桑葉10克、白糖20克。
◎做法：將上兩味加適量水，煎湯，加白糖溫熱飲用，每日2～3次。
◎功效：調治心肌炎。

6、玉米山楂紅棗飲

◎材料：鮮玉米150克、鮮山楂30克、紅棗30克、紅糖20克。
◎做法：將鮮玉米去外皮，取玉米粒；鮮山楂、紅棗去核。鍋加水燒
　　　　沸時入玉米粒，煎煮一刻鐘再下紅棗、山楂，再煎煮10分
　　　　鐘，入紅糖即成。
◎功效：調治高血壓、高血脂症、更年期綜合症。

7、草莓芹菜汁

◎材料：草莓200克、芹菜30克、橘子1個、番茄1個、鳳梨80克。
◎做法：將材料揀擇乾淨，去皮、籽等，切成塊，放入果汁機中，攪
　　　　拌成果汁，時常飲用。
◎功效：降血壓、預防中風。

8、黑木耳芹菜汁

◎材料：芹菜250克、黑木耳30克。
◎做法：黑木耳撕碎，芹菜切段榨汁後加黑木耳一同打勻，早晚空腹
　　　　服用。

◎功效：清血脂、降血壓。

9、番茄炒絲瓜

◎材料：番茄250克、絲瓜250克、黑木耳10克。
◎做法：番茄、絲瓜去皮，切塊；黑木耳撕碎。油鍋用旺火燒熱，入番茄、絲瓜，翻炒幾下，再加入黑木耳同炒，用鹽調味，加蓋燜至熟。
◎功效：改善高血壓、動脈硬化等肝陽上亢型心臟疾患。

10、西芹百合草莓炒臘肉

◎材料：臘肉150克、西芹、百合、草莓各100克。
◎做法：材料洗淨，分別準備好。鍋中加清水，燒開，先放入西芹、百合過水，再放入臘肉過水。起油鍋燒至溫熱，把臘肉放入鍋中汆燙一下，撈出；放入蒜茸、薑片煸炒，把草莓、臘肉、西芹、百合一同倒入鍋中翻炒，加鹽、糖等調味料，用太白粉勾芡，即可。
◎功效：清血脂、降血壓。

11、綠豆草莓粥

◎材料：綠豆100克、草莓250克、糯米150克、白糖適量。
◎做法：綠豆挑去雜質，淘洗乾淨，用清水浸泡約4個小時。將糯米淘洗乾淨後，與泡好的綠豆一同放入鍋中，加入適量清水，燒沸後，轉小火煮至綠豆酥爛、米粒開花。把草莓、白糖放入鍋中，與綠豆和糯米攪拌均勻，再稍煮片刻，即可。
◎功效：清血脂、降血壓。

12、紅麴嫩豆腐

◎材料：豆腐500克、紅麴醬50克、小黃瓜2條，草菇150克、蝦仁100克。
◎做法：豆腐切4公分左右丁塊，煎至皮微黃，炒熟蝦仁，加入小黃瓜、草菇、煎好的豆腐拌炒後調味即可。
◎功效：降低膽固醇，預防心血管疾病。

13、黃豆炒豬肝

◎材料：黃豆、豬肝各100克。
◎做法：黃豆用水泡10小時，入鍋煮到八分熟，再入豬肝共煮熟，放
　　　　入薑末、蔥花、鹽，煮入味即可。
◎功效：調治貧血。

14、黃豆筍乾絲

◎材料：黃豆500克、水發筍乾150克、醬油50克。
◎做法：黃豆與筍乾絲一起入鍋，加水至淹沒原料，用大火燒開後，
　　　　再用小火燜煮2小時，見豆將酥爛，加入醬油、鹽，再燜煮1
　　　　小時，至湯濃豆酥，轉用中火收汁，不斷翻炒至滷汁濃稠即
　　　　成。
◎功效：調治糖尿病、高血脂症、脂肪肝、動脈硬化症、高血壓病、
　　　　肥胖症等病症。

15、薏米冬瓜脯

◎材料：冬瓜1公斤、薏米30克、香菇30克。
◎做法：將冬瓜去皮洗淨，切成大塊，去瓤、籽，整塊放入沸水中汆
　　　　一下，撈起瀝乾；薏米洗淨，加水煮熟。冬瓜放入蒸盆內，
　　　　加薏米，淋入適量鮮湯，上籠蒸30分鐘，取出待用。香菇用
　　　　溫水浸發，切成兩半，放入油鍋，以旺火爆炒，加蔥花、薑
　　　　末、鹽、鮮湯、濕澱粉、味精等，用濕澱粉勾芡，淋在冬瓜
　　　　脯上即可。
◎功效：降低膽固醇，調治高血壓、冠心病。

第十一章　長夏黃色食材滋脾

我們講五色適時食養五臟，所謂春應「肝而養生」，夏應「心而養長」，長夏應「脾而養化」。這裡馬上就有個問題，有些朋友就會問：一年四季我知道，可是沒有五季，這個「長夏」是個什麼概念呢？其實，這是古人因為五行配四季，所以想出長夏來彌補的。具體說來，長夏是指從立秋到秋分的時段。

說完了長夏，言歸正傳接著講脾。我們說脾為「倉廩之官」，把它比作人體這個獨立王國的糧倉。老話說：「兵馬未動，糧草先行」，可見其重要性。而從西醫的角度，它是人體能量的來源，「人是鐵飯是鋼，一天不吃餓得慌」，怎麼能不保養好它呢？

我們不妨先對照下表回顧一下：

五臟	五行	在時	五色	其味	其腑	在竅	其榮	在志	其音
脾	土	長夏	黃	甘	胃	口	唇	思	宮

脾官拜倉廩之官，在現代應該相當於分管財政、農業、工業、後勤等部門的副總經理級別，在五行裡面對應土，主運化和統血，其腑為胃，在時為長夏，五色中對應黃色……要「因時食養」的話，關鍵點在於：

心臟其腑為胃，那麼養脾一般要連帶注意胃的功能；在竅為口，其榮在唇，那麼可以從自己的口唇的狀態判斷脾臟功能的好壞；在志為思，那麼養脾就要注意平時不要太過「憂思難忘」了；在時為長夏，那麼養脾最好的時機就是長夏了；其色對應黃色，那麼一般吃黃色食材、藥材；其味為甘，那麼可知多吃甜食對脾臟有

好處……

第一節　中西醫辨識脾

一、西醫識脾

　　脾臟位於人體左腹腔上方，近似卵圓形，長10公分、寬7公分左右，雖然前面有胸肋骨保護，但質地比較脆，較容易受外傷。

　　脾臟在胎兒時期是主要的造血器官，成人期之後其功能來了個華麗的轉身，成為中樞免疫器官之一，是人體最大的淋巴器官。脾臟除了製造淋巴細胞和與免疫相關的細胞和物質外，還能激活B細胞，使其產生大量的抗體，吞噬病毒和細菌。此外，還承擔著過濾血液、清除死亡的血液細胞的職能。

二、西醫識胃

　　連帶的說一下胃。

　　胃在左胸部靠右邊一點的位置，上接食道，下通小腸，就像個收縮性良好的大袋子，是消化管道中最膨大的部分。它的入口叫賁門，是一個環形肌肉圈，就像橡皮筋一樣紮緊胃這個大口袋，防止食物重新擠回到食管。有些人的這一圈肌肉出現問題，食物很容易逆流到食管，出現「燒心」的感覺（也就是「逆流性食管炎」）。

　　胃這個大口袋的質料頗不簡單——它的壁由黏膜、黏膜下層、肌層和漿膜四層構成，肌層又有三層，排列為縱形、環形和斜形，這樣的排列可以使胃往各個方向任意蠕動，使食物在裡面翻江倒

海，充分攪拌。胃壁細胞一天可以分泌多達3～4升的消化液：胃液、分解蛋白質的胃蛋白酶、大量的黏液，它們一起浸泡食物，把碎食物變成半液態的食糜。這些胃液可不是白開水，它含有鹽酸，能讓胃中的PH值達到1～2。這麼強的酸性是非常可怕的，不僅可以輕易腐蝕食物，甚至在黏液對胃壁保護不周時連自己都會被腐蝕，這就是胃糜爛和胃潰瘍發生的原因。

◎ 三、中醫識脾

中醫所講的脾，基本上概括了胃和脾兩者的功能，含義比西醫豐富得多。

脾與胃同居中焦，經脈連胃，與胃互為表裡，同胃、唇、口等共同構成脾系統，完成消化功能，因此中醫稱脾和胃為「後天之本」。脾胃共同完成消化食物、精微營養物質的吸收與傳輸。脾轉輸之精微，上輸心肺，變化為營血，所以脾是血液化生之源，也有統攝血液的功能。《素問》說：「中央黃色，入通於脾，開竅於口，藏精於脾，故病在舌本。」

儘管中、西醫所指的脾臟大為不同，但有些功能卻相似，比如中醫說脾統血，西醫說脾臟可以代謝掉老舊的紅血球，即統血；中醫說脾統血，保護衛氣，實際上也就是西醫所說的製造淋巴細胞，激活B細胞使其產生大量的抗體等。

脾作為倉廩之官，其主要功能為主運化、統血。

所謂「運化」，就是消化、吸收、運輸轉化營養物質，主要是運化水穀精微，運化水濕、水液；統血就是統攝控制血液的流行，使之循經脈正常運行。這個前面已經大致講了，下面主要講講它的特性。

脾屬陰臟，性喜燥而惡濕，脾虛不運則易生濕；反之，濕盛極易影響脾的運化功能，出現頭身沉重、四肢困頓、脘腹悶脹、食少納呆等。當出現這些症狀時，我們就該考慮一下是不是脾濕了。

脾主肌肉、四肢。因為脾供給四肢、肌肉正常活動的營養，那麼脾氣健運則機體肌肉豐滿，四肢活動有力；反過來，當脾氣虛弱，或者我們吃少了，人就會四肢無力，肌肉消瘦、萎軟。

脾開竅於口，其華在唇。脾的精氣通於口，脾氣正常則人食欲旺盛、口能辨味、唇色紅潤有光澤；若脾胃有病，脾氣虛，人就吃什麼都口淡無味或口味異常，唇色蒼白、萎黃；而如果脾有濕熱時則口中黏膩、泛甜，甚至口唇紅腫糜爛。

「思傷脾」。這一點不得不提，因為現代社會分工更細化，腦力工作群體非常龐大，如果思慮過度，就會傷及心脾。《素問‧陰陽應象大論》：「中央生濕，濕生土，土生甘，甘生脾，脾生肉，肉生肺，脾主口。其在天為濕，在地為土，在體為肉，在藏為脾……思傷脾，怒勝思……」曹操先生感慨「對酒當歌，憂思難忘」，而我們知道，喝酒也是有害健康的，所以不能常用杜康來解憂，只能靠自己放開心態。

1、脾與胃

脾與胃互為表裡，在功能上互相協調，分工合作，共同完成消化功能；在分工上略微有點差異，脾的主要功能是運化水穀精微及水濕，如果脾虛失運則有濕困於脾，中氣下陷；而胃的主要功能是接受和吸收水穀及水液，如果胃氣虛弱則會出現胃納不佳、胃氣上逆等問題。

2、脾與腎

我們都知道，腎為先天之本，脾為後天之本，既然都是「本」，當然有關係。中醫認為，腎陽是人體生命活動的原動力，那麼脾的運化功能必須有賴於腎陽的推動；反過來，腎主水、藏精，又必須有脾運化的水穀精微不斷的滋養。如果腎陽不足，則脾陽不振，臨床上會出現腹脹、形寒肢冷、浮腫便溏等脾腎陽虛症狀。相對的，如果脾虛中陽不足，生化無權，就會導致水穀精微難以化生人體之陰精，引發腎精不足的未老先衰、腰膝痠軟、不育不孕等問題。

第二節　脾臟症狀自我檢測

您的脾臟還好嗎？

不妨對照下表，應用四診之法來為自己做一個自測吧。還記得問診「十問歌」嗎？回想一下：「一問寒熱二問汗，三問頭身四問便，五問飲食六問腹，七聾八渴俱當辨，九問舊病十問因，再兼服藥參機變，婦女尤必問經期，遲速閉崩皆可見，更添片語告兒科，麻痘驚疳須點驗。」

○ 一、自我檢測

◀ 表11-1 脾臟自我檢測表

四診觀察	症狀及表現	可能問題診斷
望	面、唇舌、指甲蒼白 皮膚紫斑 舌淡，脾氣虛 舌淡胖，苔白滑 小便顏色混濁	脾不統血 脾不統血 中氣下陷，脾不統血 脾陽虛 中氣下陷
聞	少氣懶言	脾氣虛，中氣下陷，脾不統血
問	四肢冰冷、畏寒 流鼻血 牙齦出血 身體易浮腫 肢體倦怠 大便稀、少 長期大便稀、少 大小便頻繁 便血 肛門有重墜感 尿血 月經過多 白帶量多、稀 腹脹食少 胃與小腹下垂、脹 腹痛喜溫喜按，可緩和	脾陽虛 脾不統血 脾不統血 脾陽虛、脾不統血 脾氣虛，中氣下陷 脾氣虛，脾陽虛 中氣下陷 中氣下陷 脾不統血 中氣下陷 脾不統血 脾不統血 脾陽虛 脾氣虛，脾陽虛 中氣下陷 脾陽虛

○ 二、辨證施治

1、脾氣虛證

脾氣虛證，是指脾氣不足、運化失健所表現的症狀。多因為飲

食失調、勞累過度，以及其他急慢性疾患耗傷脾氣所致。表現為納少腹脹，飯後尤甚，大便溏薄，肢體倦怠，少氣懶言，面色萎黃或蒼白，形體消瘦或浮腫，舌淡苔白，脈緩弱。

治法為健脾益氣，所採方藥為健脾湯化裁或補中益氣湯化裁，常用藥材為黃耆、黨參、炒白朮、陳皮、山藥、扁豆、茯苓、升麻、柴胡、當歸、棗等。

2、脾陽虛證

脾陽虛證，是指脾陽虛衰，陰寒內盛所表現的症狀。多由脾氣虛發展而來，或過食生冷，或腎陽虛，火不生土所致。表現為腹脹納少，腹痛喜溫喜按，畏寒肢冷，大便溏薄清稀；或肢體困重，或周身浮腫、小便不利；或白帶量多質稀，舌淡胖，苔白滑，脈沉遲無力。

治法為溫運脾陽，所採方藥為實脾飲加減，所用藥材為茯苓15克、白朮12克、大腹皮10克、乾薑10克、草果10克、附片6克、厚朴10克、豬苓10克、澤瀉10克、車前子10克、牛膝10克。

3、中氣下陷證

中氣下陷證，是指脾氣虧虛，升舉無力而反下陷所表現的症狀。多由脾氣虛進一步發展，或久泄久痢，或勞累過度所致。表現為脘腹重墜作脹，食後尤甚，或便意頻數，肛門墜重；或久痢不止，甚或脫肛；或子宮下垂；或小便渾濁如米泔。伴見氣少乏力，肢體倦怠，聲低懶言，頭暈目眩。舌淡苔白，脈弱。

治法為補氣升提，方藥用補中益氣湯，常用中藥有黃耆、人參、白朮、甘草、升麻、柴胡、當歸、枳殼、法半夏、陳皮。

4、脾不統血證

脾不統血證，是指脾氣虧虛不能統攝血液所表現的症狀。多由久病脾虛或勞倦傷脾等引起。表現為便血，尿血，肌衄，齒衄，或婦女月經過多，崩漏等。常伴見食少便溏，神疲乏力，少氣懶言，面色無華，舌淡苔白，脈細弱等症。

治法為補氣攝血，所採方藥為歸脾湯化裁，常用藥材有黨參、黃耆、炒白朮、棗、炙草等。

◀ 表11-2　脾病辨證論治簡表

病名	主要臨床特點	治則	代表方劑
脾氣虛	面色萎黃，食欲不振，食後脘腹脹滿不適，大便稀溏，四肢倦怠無力。或見輕度浮腫，脫肛、陰挺及內臟下垂，舌淡嫩有齒痕，苔白，脈濡軟無力	健脾益氣	四君子湯 補中益氣湯
脾不統血	崩漏，便血，尿血，皮下溢血等，伴面色萎黃或蒼白，神疲體倦，少氣無力，納呆腹脹，便溏，舌淡苔白，脈細弱或濡細	補脾攝血	歸脾湯
中氣下陷	脘腹重墜作脹，食後尤甚；或便意頻數，肛門墜重；或久痢不止，甚或脫肛；或子宮下垂；或小便渾濁如米泔。伴氣少乏力，肢體倦怠，聲低懶言，頭暈目眩。	補氣升提	補中益氣湯
脾陽虛	腹脹納少，腹痛喜溫喜按，畏寒肢冷，大便溏薄清稀，或肢體困重，或周身浮腫，小便不利，或白帶量多質稀，舌淡胖，苔白滑，脈沉遲無力	溫運脾陽	實脾飲

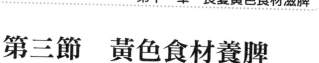

第三節　黃色食材養脾

長夏，從立秋到秋分的時段。

按照五行理論，黃色對應在五臟六腑的脾和胃，所以一般黃色食材都可以用來養脾胃。而秋天，大家都知道是收穫的季節，很多瓜果都已成熟，正好給我們食養食療提供了條件。從這個角度看，長夏養脾，也是個好主意。

《素問‧藏氣法時論篇第二十二》有云：「病在脾，癒在秋，秋不癒，甚於春，春不死，持於夏，起於長夏。禁溫食飽食，濕地濡衣……脾欲緩，急食甘以緩之，用苦瀉之，甘補之。」

凡消化系統疾病，都與脾臟有密切關係，而且多發生於秋季，這也告訴我們想要調養脾臟，秋季正好。解決之道，靠五行對應的「甘」——吃甜食緩解或食補，所以，有甜味的食材藥材，也是養脾的重要來源。

黃色養脾食材多半味甘、氣香，入足太陰脾經、中陽明胃經，主要包括：糧食類的黃豆、黃玉米、小米、燕麥等；蔬菜類的金針菇、竹筍、南瓜、地瓜等；花椰菜類的金針菜、金銀花、南瓜花、黃菊花、桂花；水果類的鳳梨、木瓜、楊桃、香蕉、橘子、柑、柚子、枇杷、橙、金橘、檸檬、佛手、香櫞、芒果、番木瓜、香瓜等；水產類的大黃魚、小黃魚、鱖魚、黃鱔以及油脂調味品類的花生油、芝麻油、玉米油、豆油、菜籽油、油棉籽油、米糠油、葵花子油、薑、蜂蜜、黃酒、啤酒等，就不一一列舉了。

還是那句話：「要長壽，多吃豆；食玉米，少就醫。」下面就來講講以玉米、黃豆為代表的黃色食材。

◎ 常用養脾食材

1、玉米

玉米性平、味甘，入脾、胃經。主要效能為調中開胃，降血脂，利膽。對脾胃虛弱、胃炎、便祕、高血壓、高血脂症、膽囊炎和大腸癌等病症有一定治療和預防作用。

玉米中含有豐富的維生素C、胡蘿蔔素、賴氨酸、亞油酸，具有綜合性的抗癌及抑制化學致癌物引起腫瘤的作用，並且有抗衰老的作用。玉米內的玉米油、亞油酸、卵磷脂、維生素A和維生素E等，易為人體所吸收。經常食用玉米油，可以降低血液中的膽固醇並軟化動脈血管，防治動脈硬化症、冠心病、高血脂症、脂肪肝、肥胖病。而玉米鬚煮水飲，可治療膽結石症、膽囊炎、糖尿病、小便不利等症。

經測定，每100克玉米所含的鈣，幾乎與乳製品中所含的鈣差不多。豐富的鈣可產生降血壓的功效。如果每天攝入1克鈣，6週後血壓能降低9%。此外，玉米中所含的胡蘿蔔素，被人體吸收後能轉化為維生素A，它具有防癌作用；植物纖維素能加速致癌物質和其他毒物的排出；天然維生素E則有促進細胞分裂、延緩衰老、降低血清膽固醇、防止皮膚病變的功能，還能減輕動脈硬化和腦功能衰退。玉米含有的黃體素、玉米黃質可以對抗眼睛老化。

現代醫學證明，玉米中含有的穀胱甘肽是一種抗癌因子，其抗氧化作用比維生素E還要高，能使癌細胞失去毒性，透過消化道排出體外。玉米中含有硒、鎂，可加速體內過氧化物的分解，能抑制癌細胞的生長，玉米還含有較多的纖維素，能促進胃腸蠕動，縮短食物殘渣在腸內的停留時間，並把有害物質儘快排出體外，防止直

腸癌發生。

　　您看，玉米簡直是保健的全能性選手，我們說：「吃玉米，少就醫」不為過吧？當然，吃玉米也要注意：首先，我們提倡吃玉米，但不希望您偏食玉米，因為玉米所含的胺基酸成分比其他糧食和豆類少，缺少色氨酸、蘇氨酸等人體必需胺基酸；此外，玉米所含的尼克酸屬於結合性的，不能被人體充分吸收利用。所以，玉米要常吃、多吃，但不能偏食。而對於脾胃虛弱以及食後易腹瀉的人，都應忌食玉米。此外，玉米一次不應食用過多，否則容易導致胃悶氣滯。黴變玉米更不能食。田螺與玉米相剋，不可同食。

玉米鬚的偏方

　　玉米和玉米鬚的獨特功效，可以在本書的各個臟器保養食譜中見到。下面三種病患，是不便於歸於五臟，但在日常生活中非常困擾我們的，所以將偏方附於後。

　　①調治慢性副鼻竇炎：黃玉米鬚100克，切成段，曬乾，裝入菸斗，用火點燃，吸菸，每次1～2菸斗，每日吸5～7次，直到症狀消失。

　　②調治蟯蟲病：黃玉米根250克、紅糖適量。將黃玉米根洗乾淨，放入砂鍋內，加水適量，先用大火煮沸，再用小火煎成湯，去渣，取汁，加入紅糖，每晚睡前內服，每日一劑，連服3日。

　　③調治蕁麻疹：黃玉米鬚15克、酒釀100克。將黃玉米鬚洗乾淨，放入砂鍋內，加水適量，煎成濃湯，2分鐘後，去渣，取汁，加入酒釀煮沸，食用。

2、黃豆

俗話說：「五穀宜為養，失豆則不良」，意思是說五穀是有營養的，但沒有豆子就會失去平衡。

如果說大蒜是「長在地裡的抗生素」，那麼黃豆就是「地裡長出的肉類」，它又有「綠色乳牛」、「豆中之王」的稱號。「想長壽，多吃豆」，黃豆是必須要介紹的。

黃豆性平、味甘，入脾、胃、大腸經。黃豆最大的特點就是植物蛋白質含量極其豐富。經測定，500克大豆的蛋白質含量相當於1公斤瘦肉或1.5公斤雞蛋或6000CC牛奶的蛋白質含量，同時還含有多種人體必需的胺基酸，對人體組織細胞能產生重要營養作用，可提高人體免疫功能。主要功效為益氣養血、健脾寬中、清熱解毒、通便等。臨床上常用黃豆主治脾虛食少、乏力消瘦、消化不良、血虛萎黃、疳積泄瀉、胃中積熱、鹽滷中毒、疔毒瘡瘍、水腫脹痛、小便不利等病症，對於防癌也有一定效果。

黃豆中的卵磷脂，可除掉附在血管壁上的膽固醇，防止血管硬化，預防心血管疾病。同時還能防止肝臟內積存過多脂肪，從而有效地防治因肥胖而引起的脂肪肝。所含的皂苷有明顯的降血脂作用，可抑制體重增加。減少血清、肝中脂質含量和脂肪含量。

大豆皂苷還可與阿黴素所致血清丙氨酸氨基轉移酶、天冬氨酸氨基轉移酶的升高顯著對抗，保護肝臟、降轉氨酶作用明顯。

黃豆所含的一種抑胰酶物質，對糖尿病有治療效果。所含大豆黃酮、染料木素皆有雌激素樣作用，可抑制乳癌和前列腺癌。

黃豆中還含有多種礦物質，可補充鈣質，防止因缺鈣引起的骨質疏鬆，促進骨骼發育，對小兒的骨骼生長極為有利，對老人防止骨質增生有一定作用。

黃豆中含有的可溶性纖維，既可通便，又可減少膽固醇。其鐵

含量多，易被人體吸收，對生長發育中的孩子及缺鐵性貧血患者很有益處。

當然，食用黃豆也有些問題要注意：不宜多食炒黃豆，否則易致壅氣、生痰、動咳、面黃瘡癤。腎功能衰竭者忌多食黃豆，因為黃豆蛋白質含量太高——您看，蛋白質含量高本來是黃豆最大的優點，可是對於腎功能衰退的患者來說就是最大的危害了，可見活用食材的重要性。與之相應，因血尿酸過高而引起痛風者，不宜多吃豆類食品。此外，生黃豆中含皂角素，若生食可刺激胃腸道引起噁心、嘔吐、腹瀉，還有抗胰蛋白酶的作用，故未經高溫煮熟爛的黃豆不能吃。不宜食用過多，以防有礙消化而致腹脹。最後，感冒初期忌食黃豆。

3、番薯

番薯性平、味甘，入脾、胃、大腸、腎經。主要功效有補中益氣、健脾潤腸、生津止渴等，對於氣血兩虛、月經失調、習慣性便祕、黃疸、乳少等病症都有一定療效。

番薯含大量的碳水化合物、蛋白質、脂肪和各種維生素及礦物質，能有效地被人體吸收，防治營養不良症，且能補中益氣，對中焦脾胃虧虛、小兒疳積等有益。番薯含有大量黏液蛋白，能夠防止肝臟和腎臟結締組織萎縮，提高機體免疫力，預防膠原病發生。番薯中所含的鈣和鎂，可以預防骨質疏鬆症。番薯中含有的去氫表雄酮是一種抗癌物質，能夠防治結腸癌和乳癌。此外，番薯還具有消除活性氧的作用（癌症的誘因之一），故番薯抑制癌細胞增殖的作用十分明顯。

番薯所含黏液蛋白能保持血管壁的彈性，防止動脈粥狀硬化的發生，使體內脂肪減少，防止脂肪肝等病症。番薯中的綠原酸，可

抑制黑色素的產生，防止出現雀斑和老人斑。

從前，人們有個常識錯誤，總以為吃番薯易使人發胖。其實恰恰相反，吃番薯不僅不會發胖，反而能夠減肥、健美。研究證明，每100克鮮番薯僅含0.2克脂肪，產生99千卡熱能，大概為米的1/3，是很好的低脂肪、低熱能食品；同時又能有效地阻止碳水化合物變為脂肪，有利於減肥、健美。

番薯經過蒸煮後部分澱粉發生變化，與生食相比可增加約40%的膳食纖維，能有效刺激腸道的蠕動，增加糞便排泄，預防便祕；切番薯時，可看到其皮下滲出一種白色液體，這種液體含有的紫茉莉苷有緩下作用，可治療習慣性便祕，尤其對老年性便祕有較好的療效。

中醫診斷中的濕阻脾胃、氣滯食積者應慎食番薯。多食番薯易引起腹脹和排氣，故中滿者應少食。另外，食物搭配方面，番薯與柿子相剋，同食體內易形成結石。最後，爛番薯（黑斑番薯）食後會使人中毒，其毒性是由黑斑病毒引起的，且高溫蒸、煮、烤都不易使之破壞，一定要禁食。

4、胡蘿蔔

胡蘿蔔性平、味甘，李時珍稱其為「菜蔬之王」。胡蘿蔔中含蛋白質、脂肪、碳水化合物、粗纖維、鈣、磷、鐵、硫胺素、核黃素、尼克酸、抗壞血酸、揮發油等多種營養成分，具有健脾化濕、下氣補中、利胸隔、安腸胃、防夜盲之功效。對消化不良、久痢、咳嗽、夜盲症等有一定的輔助療效。

胡蘿蔔所提供的維生素A非常豐富，能夠促進機體正常生長與繁殖，有效維持上皮組織，具有防止呼吸道感染、保護視力、治療夜盲症及眼乾燥症的功效。胡蘿蔔中含有木質素，此種物質能夠增

強人體的抗癌免疫力、減輕腫瘤病人的化療反應，對多種臟器均有保護作用。女性朋友經常食用胡蘿蔔，可有效降低卵巢癌的發病率。另外，胡蘿蔔內含琥珀酸鉀物質，有助於改善微血管功能，防止血管硬化，降低膽固醇，增加血管流量，對防治高血壓有一定的功效。另外，胡蘿蔔中含有降血糖物質，能夠有效改善糖尿病症狀。

要注意的是，胡蘿蔔不宜與含維生素C的食物同時食用，因為胡蘿蔔中含有維生素C分解酶，會破壞維生素C，使含有維生素C的食物失去其原有的營養價值。含維生素C較多的食物有菠菜、油菜、番茄、辣椒、菜花、蘋果、山楂、荔枝、枇杷、奇異果、櫻桃、柑橘、檸檬、草莓、梨、棗等。

胡蘿蔔不宜與白酒同時食用，因為胡蘿蔔中含有豐富的胡蘿蔔素，當胡蘿蔔素和酒精同時進入肝臟代謝時，會對肝臟產生毒性作用，引起肝損傷。此外，胡蘿蔔不宜與醋同時食用，因為醋會破壞胡蘿蔔素，二者同食，使胡蘿蔔失去了原有的營養價值。

5、南瓜

南瓜性溫平、味甘。入胃、大腸經，可以溫體、潤肺、補脾、增進食欲、治胃痛、止痛、安胎等，平常手腳冰冷、易疲倦、體力差、貧血的人可多食。

南瓜含有豐富的營養素，它含有的澱粉與糖類易被人體分解吸收；胡蘿蔔素含量是瓜類中最高的，胡蘿蔔素在體內轉換成維生素A，有保護皮膚和黏膜的作用，對治療冷虛、胃潰瘍、預防感冒、美容等相當有效。南瓜亦含豐富的鋅，對性功能有益。

另外，南瓜種子含有很多蛋白質和脂肪；南瓜子含油量達50%，豐富的油脂有潤便滑腸的效果，還有降低血壓、防止白髮、

止咳化痰的作用。

要注意的是，和那些常見的性涼寒食材不同，南瓜性溫，吃多了人容易上火。

6、木瓜

木瓜性微寒、味甘，入脾、胃、肺經，具有助消化、消暑解渴、潤肺止咳等功能。木瓜在我國有「萬壽果」之稱，顧名思義多吃可延年益壽。木瓜的果實、莖和葉都含有大量的木瓜酵素，主要幫助消化，可以分解魚、肉。但由於其活性會隨成熟度而降低，所以，如果想用木瓜改善慢性消化不良、胃炎、胃痛或十二指腸潰瘍，一般宜多食用青木瓜。另外，吃木瓜還能使肌膚光滑精緻，解除肌膚敏感的現象，是養顏的上品。

要注意的是，體質虛弱及脾胃虛寒者，不要吃冷藏的木瓜。

7、蓮子

蓮子性平、味甘，除含有大量澱粉外，還含有 β-穀甾醇，生物鹼及豐富的鈣、磷、鐵等礦物質和維生素。具有補脾止瀉、益腎固精、養心安神等功效，能補中、安心、止瀉，對肺、心、肝、脾、腎五臟都有保健作用，蓮子簡直是保健食材中的「萬金油」。

李時珍《本草綱目》說：「蓮子可以厚腸胃，治白帶。」蓮子有收斂作用，常食可治療脾虛泄瀉。若腸胃消化不良，整日煩躁不寧，或是飲食日見減少，可食用蓮子。老年人失眠而夢多，神思煩亂，可食用蓮子，能安臥寧神助睡眠。現代藥理研究證實，蓮子有鎮靜、強心、抗衰老等多種作用。

第四節 養脾及相關脾臟疾病 對症食譜

胃腸系統的問題，主要有胃炎、胃潰瘍、胃癌、腸炎、腸癌等。因為脾胃主要是負責消化的，而吃進去的任何藥物，都要靠脾胃的消化才進入血液，所以這裡就形成了一個悖論——吃藥是為了治胃病，而吃藥本身又加重了胃腸的負擔。所以，從中醫的角度來看，患有胃病的人，靠藥是不能根治的，有時反而會越吃藥病越重。有了胃病或不想得胃病的人，只要做到吃飯按時定量，細嚼慢嚥吃到八成飽左右，就是對胃很大很好的保養了。

有些人吃飯喜歡狼吞虎嚥，其實這樣並不好，因為很多時候這點飯量本來已經吃飽了，但因為吃得很快，胃還沒來得及把飽的信號傳給大腦，所以就往往會過飽。過飽的後果，一是對胃不好；二是營養過剩，造成肥胖、脂肪肝等等。

中醫講求溫中，中就是指脾，因此意思就是不要讓脾受寒，也就是脾胃不能多吃冰冷的食物。比如夏天，天氣很熱的情況下，大家都想多吃點冰冷的食物解暑，照理說，這符合「熱者寒之，寒者熱之」的原則，但有一點，「過猶不及」，吃多了問題就來了。另外，有胃病的人最好吃飯時不喝湯和水，而是吃乾的食物；沒有胃病的人要做到飯前喝湯，調理胃腸。

對於胃脾系統，儘管中西醫各有所長，但大多數時候，中醫調養更有效。

○ 一、胃炎

胃炎，說白了就是胃黏膜發炎或糜爛出血的現象。導致慢性胃

炎發病的原因很多，包括酒精、菸、咖啡、藥劑、X光線照射、幽門螺旋桿菌等。

　　飲食方面，要注意定時定量，可以少量多餐。應選擇清淡、少油、無或極少刺激性、易消化的食物，比如少吃或禁吃肥膩、炸、煎的食物以及辣椒、洋蔥、胡椒粉、濃茶、濃咖啡等刺激性食物。對於胃酚分泌過多的，禁食濃肉湯，禁菸酒。

◎ 對症食譜 ◎

1、玉米扁豆木瓜湯

◎材料：黃玉米、白扁豆各60克、木瓜15克。
◎做法：將所有原料洗淨，放入砂鍋內加水適量，先用大火煮沸，再用小火煎成湯，取汁內服，每日一劑。
◎功效：調治慢性胃炎。

2、冰糖蓮子奶

◎材料：蓮子20克、西米露50克、鮮奶1杯，雞蛋1個，薑片、冰糖適量。
◎做法：將西米露用開水泡一刻鐘以上，瀝乾水分備用。將蓮子和薑片適量放入鍋中，加適量水，用慢火將蓮子煮軟。撈出薑片後，加入鮮奶、冰糖，打入雞蛋，再加入剛剛泡好的西米露，煮滾即關火。
◎功效：滋養益脾，適合脾胃虛弱者。

◎ 二、消化道潰瘍

　　潰瘍，就是潰爛。消化道潰瘍就是胃、十二指腸等消化道黏膜受到胃酸侵蝕，而形成表面組織潰爛、損傷。

　　飲食方面，注意減少飲食對胃酸分泌的刺激，使胃和十二指腸得到充分的休息，促進潰瘍面傷口癒合，緩解疼痛。少量喝點牛奶

可中和胃酸，緩解疼痛。

◉對症食譜◉

1、紅糖薑茶

◎材料：鮮薑20克、紅糖適量。
◎做法：薑洗淨切片，加入紅糖，加水煮沸即可飲用。
◎功效：溫胃暖中。

2、菱角殼汁

◎材料：菱角殼120克。
◎做法：菱角殼洗淨，加水適量煮30分鐘，濾取煎液飲服。每日3
　　　　次，每次1杯，連服1個月。
◎功效：調治胃潰瘍。

◉ 三、腸炎

　　簡言之，就是腸道受到病菌的侵犯造成腸道的發炎。腸炎多半是由細菌藉由污染的食物、飲水等被人食入後，在躲過人體重兵把守的多重防衛關卡（唾液、胃液、胃腸道的淋巴組織及人體本身的免疫系統）後發作，產生嘔吐或腹瀉等症狀。

　　飲食方面，宜食營養豐富的低脂肪食物，以煮透燒爛為宜；忌食生冷瓜果及膳食纖維較多的食物。

◉對症食譜◉

1、莧菜鳳尾汁

◎材料：莧菜60克、鳳尾草30克。
◎做法：莧菜、鳳尾草煎湯，日服2～3次，連服一週。

◎功效：調治腸炎、痢疾。

2、扁豆山藥粥

◎材料：扁豆20克、山藥90克、米120克。
◎做法：將扁豆煮至半爛，放入洗淨去皮的山藥及白米，同煮成粥。
每日1劑，連服一週。
◎功效：調理腸胃。

四、小腸癌

和其他腸胃道的惡性腫瘤相比，小腸癌易發率較低，但患者和醫生常會將其當做腹痛、輕度貧血等症狀而誤診，很多人因此痛失手術治療的良機，所以我們特別提出。

飲食方面，應多吃細軟、易消化的食物及蔬果，忌食辛辣及堅硬食物。

◉對症食譜◉

1、瞿麥根湯

◎材料：新鮮瞿麥根50～100克、或乾瞿麥根40～50克。
◎做法：用米泔水洗淨，加水煎服，每日一劑。
◎功效：調治小腸癌。

2、生地粥

◎材料：生地30克、糯米60克、蜂蜜適量。
◎做法：生地與糯米加水同煮成粥，加蜂蜜調味，即可。每天晨起或臨睡前食用。
◎功效：清火涼血，適用於小腸癌便血者。

☉ 五、大腸癌

　　大腸癌真正的致病原因仍然不明，但與家族遺傳、腺癌併發（甲狀腺癌、乳癌、胃癌、卵巢癌等腺癌患者併發大腸、直腸癌機率較高）及飲食習慣有關。

　　飲食方面，一般高脂肪和低纖維飲食的人，喜歡抽菸、喝酒的人較易患大腸癌。所以應多吃蔬果及富含澱粉、膳食纖維的食物，少吃糖、脂肪和肥肉及肉類加工製品。

◉ 對症食譜 ◉

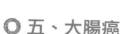 1、新鮮奇異果

◎材料：新鮮奇異果250克。
◎做法：生吃，每日250克，連服月餘。
◎功效：適用於大腸癌患者。

2、番薯粥

◎材料：番薯200克、米150克、冰糖適量。
◎做法：將番薯洗淨、切塊，與白米一起加水煮成粥，加糖調味即可，早晚各一碗，趁熱吃。
◎功效：適用於大腸癌患者。

◉ 其他養脾食譜 ◉

1、玉米梨飲

◎材料：黃玉米30克、梨30克。
◎做法：將黃玉米、梨洗乾淨，放入砂鍋內，加水適量，煎成濃湯，代茶飲，每日一劑。
◎功效：調治暑熱腹瀉、消化不良。

2、香菜黃豆湯

◎材料：黃豆50克、新鮮香菜30克、鹽少許。
◎做法：香菜、黃豆分別洗淨，加水兩碗半煎至一碗半，用鹽少許調
味即可。
◎功效：健脾寬中，適合貧血患者補益。

3、苦瓜汁

◎材料：鮮苦瓜80克或苦瓜根100克、冰糖100克。
◎做法：將洗淨的鮮苦瓜搗爛取汁，用開水沖服。或用苦瓜根100克
加冰糖100克、水燉服。
◎功效：防治痢疾。

4、蓮葉蓮藕汁

◎材料：鮮荷葉半張，蓮藕30克。
◎做法：荷葉洗淨切絲，與蓮藕同煮，去渣取汁飲用。
◎功效：適用於小腸癌便血者。

5、菱角湯

◎材料：生菱角20～30個。
◎做法：生菱角去殼，留肉，加水適量，小火煮成濃褐色湯，分2～3
次飲服。
◎功效：適用於子宮癌、胃癌。

6、黃豆山楂粥

◎材料：黃豆75克、山楂50克、米100克、紅糖20克。
◎做法：將黃豆用清水浸泡10小時。山楂洗淨，去核備用。將米洗
淨，與泡好的黃豆、山楂一同放入鍋內，加入適量清水，用
大火燒開，轉小火熬煮至米黏、豆爛，加入紅糖，攪勻即
成。
◎功效：調治單純性消瘦症、慢性胃炎、胃酸缺乏症、貧血、動脈硬
化症、高血脂症、高血壓病等病症。

7、胡蘿蔔粥

◎材料：胡蘿蔔100克、白米50克、豬油10克。

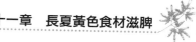
◎做法：將胡蘿蔔去皮，洗淨，切成碎粒。鍋中加水，放入白米和胡蘿蔔粒，上火煮至成粥，待粥快熟時加入豬油，再續煮約10分鐘，即可。
◎功效：健胃養顏。

8、無花果煮雞蛋

◎材料：鮮無花果60克、雞蛋1個，米酒15克。
◎做法：將無花果先加水煮汁，去藥渣。在無花果汁中加入雞蛋，煮熟，去蛋殼後續煮。最後在鍋中淋入米酒，沸後即成。
◎功效：活血通絡，緩瀉通便，適用於胃幽門癌患者、便祕嚴重者。

9、白豆山藥粥

◎材料：白扁豆30克、山藥30克、雞內金9克、米100克。
◎做法：將所有的食材一同加水適量，煮熬成粥，早晨空腹食用。
◎功效：適用於小腸癌患者、脾虛食滯者。

10、玉米雞蛋餅

◎材料：鮮嫩玉米粒300克、雞蛋4個，芹菜30克。
◎做法：將鮮嫩玉米粒切碎成漿狀；雞蛋去殼打均，芹菜洗淨去雜質切碎末，上味入湯碗，充分拌勻，加胡椒粉、鹽，再拌均勻；入麵粉，拌勻成稠糊狀，分成6份，用平鍋烙至熟透時即成。趁熱食用。
◎功效：適用於營養不良、食欲不振、胃炎。

11、烤番薯

◎材料：番薯2個。
◎做法：將番薯洗淨、擦乾，放入烤箱中火翻烤至熟即可。
◎功效：適用於脾胃虛弱、便祕、排便不順者。

12、玉米南瓜餅

◎材料：玉米粉500克、南瓜1公斤。
◎做法：將南瓜去皮、瓤，洗淨後切成細絲，放入盆內，加入玉米粉、蔥花、鹽和適量水，拌勻成稀糊狀。平底鍋放入少許油燒熱，用勺盛糊入鍋內，攤成餅，烙至色黃，翻過來再烙，

出鍋即成。
◎功效：調治糖尿病、便祕。

13、玉米鬚山藥湯

◎材料：玉米鬚75克、山藥150克。
◎做法：將新鮮玉米鬚洗淨，山藥切片，入鍋加水1000CC，煎煮30
　　　　分鐘後，濾出藥渣，取藥液即成。
◎功效：調治慢性胃炎、高血壓病、糖尿病、動脈硬化。

14、番薯葉豬肉湯

◎材料：鮮番薯葉300克、豬肉100克。
◎做法：起油鍋，將豬肉切成片放入炒至色發白，加水750CC，水沸
　　　　時，入番薯葉，煮20分鐘，可酌入調料少許即成。
◎功效：調治便祕、糖尿病、小兒營養不良、婦人乳汁少。

15、香椿拌豆腐

◎材料：豆腐500克、嫩香椿50克。
◎做法：豆腐切塊，放鍋中加清水煮沸瀝水，切小丁裝盤中；將香椿
　　　　洗淨，汆一下，切成碎末，放入碗內，根據個人口味，將
　　　　鹽、麻油拌勻後澆在豆腐上，吃時用筷子拌勻。
◎功效：調治淺表性胃炎、口舌生瘡。

16、牛肉絲炒胡蘿蔔

◎材料：牛肉50克、胡蘿蔔150克、醬油。
◎做法：牛肉切成絲，加澱粉、醬油、料酒拌勻；胡蘿蔔切成絲。起
　　　　油鍋，先放胡蘿蔔絲快速翻炒，再放入鹽、醬油炒勻，盛出
　　　　備用；將炒鍋內再加入少量油燒熱，放入蔥花、薑片爆香，
　　　　再放入牛肉絲，用旺火快速翻炒，加入炒過的胡蘿蔔絲，繼
　　　　續快速翻炒，最後再倒入少許醬油，拌勻即可。
◎功效：健脾養胃，強骨壯筋，補虛損，安中益氣，清熱解毒。

17、松仁豆腐

◎材料：嫩豆腐250克、松仁60克、香菜末30克。
◎做法：將嫩豆腐切成1公分大小的丁，松仁入油鍋炸至金黃色，瀝

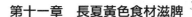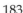

油。炒鍋上火加油，下蔥花、薑末炒香，加入豆腐丁、鹽、黃酒，炒透後下松仁，撒上香菜末即成。

◎功效：調治消化性潰瘍、胃竇炎、慢性氣管炎、咽峽炎、習慣性便祕等。

第十二章　秋季白色食材清肺

俗話說：「逢秋悲寂繆，客行悲清秋」，更別說還有「秋風秋雨愁煞人」了。可見秋天天氣一涼，人的心情也容易悲涼。而根據五行對應表，「悲」對應於肺，悲會傷肺，所以要注意「秋而養收」，秋季著重調養肺臟。

還是復習一下五行對應：

五臟	五行	在時	五色	其味	其腑	在竅	其榮	在志	其音
肺	金	秋	白	辛	大腸	鼻	毛	悲	商

肺官拜相傳之官，現代相當於內閣總理吧？在五行裡面對應金，主氣，主宣發和肅降，主通調水道，其腑為大腸，在時為秋，五色中對應白色……要「因時食養」的話，關鍵點在於：

肺臟其腑為大腸，那麼養肺一般要連帶注意調養大腸（事實上秋季腹瀉常常導致注射室人滿為患）；在竅為鼻，其榮在毛，那麼可以從自己的鼻、皮膚、汗腺、毛髮的狀態判斷肺臟功能的好壞；在志為悲，那麼養肺就要注意平時多學著化悲痛為力量；在時為秋，那麼養肺最好的時機就是秋季了；其色對應白色，那麼可以多吃吃白色食材、藥材；其味為辛，那麼可知適當吃點辛辣的食物對肺臟有好處……

第一節　中西醫辨肺臟

○ 一、西醫識肺

　　肺是進行氣體交換的器官，位於胸腔的兩側，左右各一。左肺分上、下兩個肺葉，右肺三葉。特別要指出的是，因為右側的主支氣管短而粗，較為陡直，吃東西時容易嗆入，所以吃東西時最好不要說話和逗笑。

　　氣體交換實際上是在肺泡中完成的。成年人的肺中有3～5億個肺泡，它們像小氣球一樣內含空氣，這就使得肺就像一塊海綿，當擠去裡面的氣體時，體積會縮小很多。這樣的結構也極大地增加了肺的內表面積（成人可達20～30平方公尺），這樣一來，空氣與肺泡的接觸面積就很大了，極利於氣體交換。

　　大家都知道，我們透過肺吸入新鮮氧氣，同時呼出二氧化碳，那麼外界的氧氣到底是怎樣進入人體各部位、各部位的二氧化碳又是如何排出的呢？不妨以一個氧分子和一個二氧化碳分子為例來說明。氧分子通過鼻、喉，穿過一級一級的氣管到達終點——肺泡，肺泡壁只有一層細胞，幾微米厚，氧分子很容易就穿過去到達了肺泡與微血管之間的地方，微血管的壁也極薄，氧分子同樣很好穿過，於是到達血液裡。這樣還不夠，血液裡的紅血球所含有的血紅蛋白捕捉到了這個氧分子，它帶著這個氧分子透過血流，將它送到需要消耗氧的地方（器官和組織），然後放開氧分子讓組織利用。而二氧化碳分子則恰恰相反，組織器官排出它入血後，同樣是被紅血球捕捉到，送到肺裡，紅血球就放開它，它穿過微血管壁和肺泡壁，然後通過一級一級氣管、喉和鼻，呼出體外，逃之夭夭。

○ 二、中醫識肺

中醫所說的肺臟，外延廣得多。其功能除了呼吸之外，實際上擴展到了排泄系統，還包含皮膚感覺、水分代謝、毛髮以及聲音的正常運作。

1、肺主氣

氣這個東西，看不見摸不著，但不表示它不重要。事實上它是人體賴以維持生命活動的重要物質，水性再好的人也沒辦法憋氣五分鐘以上。而在中醫裡面，氣的地位尤其重要，因為太複雜，我們沒多講，反正大家知道「肺主氣」表示整個人體上下、表裡之「氣」都為肺所掌控就行。

2、肺主宣發、肅降

宣發功能包括三個方面：一是透過肺的氣化，排出體內的濁氣；二是將脾所運化的水穀精微，布散到全身；三是宣發衛氣，排泄汗液及病邪等。如果肺失宣散，就會出現呼氣不利、胸悶、咳喘、鼻塞和無汗等症狀。肅降功能也包括三個方面：一是吸入自然界的清氣；二是將吸入的清氣和水穀精氣向下布散；三是肅清肺和呼吸道內的異物。如果肺失肅降，可出現呼吸短促、咳喘、咳痰等症狀。

這實際上也是肺通調水道的兩種方式。「宣發」就是宣散、發散，指肺將一部分水液輸布到肌表，再透過汗腺分泌汗液，皮膚、毛髮揮發等散發多餘的水分；而「肅降」是指肺臟把廢濁之水下輸膀胱，保持小便通利而排出體外。

3、肺主聲

中醫認為聲音和肺氣的作用有關，所以，聽聲音可以大致上瞭解一個人的肺氣情況。比如唱卡拉OK時，有的人高音上不去，或者很長的一句歌詞唱得上氣不接下氣，我們就笑他「中氣不足」，也就是這個意思。肺氣足的人，聲音宏亮；肺氣虛的人，聲音低弱。

4、肺為嬌臟、開竅於鼻

肺主呼吸，鼻是呼吸出入的門戶。於是肺就成了人體少有的直接和外部連通的臟器，它不像心臟、腎臟、肝臟等間接和外界打交道。相對而言，如果可以鳴冤的話，肺是最有資格唱「為什麼受傷的總是我」和「很受傷」的人。古人也深知這一點，所以說「肺為嬌臟」。如果肺受侵襲，肺氣不調，鼻就無法發揮正常作用，這就是為什麼風寒感冒了，我們就鼻塞流涕，甚至影響嗅覺。

5、肺生皮毛，其華在毛

古人認為，皮毛由肺的精氣所生，而皮毛為一身之表，包括皮膚與汗腺等組織，有分泌汗液、潤澤皮膚和抵禦外邪等功能。如果體表皮膚受寒，就容易罹患呼吸道疾病。

因為汗孔也有散氣、調節呼吸的作用，所以把汗孔又稱為「氣門」。當肺氣虛時，肌表不固，多有自汗。衛外之氣不足，體表皮膚就易受風寒侵襲，甚至內合於肺，產生咳嗽等症。日常生活中，有人感冒了，老人們會建議他喝開水後蓋上厚棉被或想其他辦法出一身大汗，往往能治療或是改善症狀，其實也就是這個道理。

6、肺與大腸

肺與大腸透過經絡互相絡屬，構成表裡關係。比如，如果肺氣肅降正常，則大腸傳導如常，大便通暢；相對的，若肺失肅降，津液不能下達，則大便祕結。這是肺對大腸的影響，反之，如果大腸實熱，腑氣不通，也可反過來影響肺氣不利而導致咳喘。

7、肺與心

因為肺主氣，心主血，血的運行要靠氣的推動，而氣的輸布也有賴於血的運載（西醫也說血液裡的紅血球運送氧氣和二氧化碳），所以兩者密不可分，「氣為血帥，血為氣母」、「氣行則血行，氣滯則血瘀」。如果肺氣虛弱，中氣不足，就會因運血無力而導致心脈瘀阻；反過來，若心氣不足，血運不暢，也會影響肺之宣降功能而導致胸悶、咳喘等症狀。

8、肺與脾

脾主運化，為氣血生化之源，肺氣受水穀之氣資生。如果沒有脾，那麼肺可能就會面臨「巧婦難為無米之炊」的窘境，無氣可主。反過來，脾的水穀之氣，也賴肺氣輸布；它的水液運化，也需要肺氣的通調。如果脾氣虛弱，可能會導致肺氣也虛，而出現疲乏無力、少氣懶言等症狀；如果脾臟出問題，水濕停留，聚結成痰，會影響肺氣的宣降而見咳嗽、痰多。反過來，如果肺失通調而導致水濕困脾，也會出現納呆、腹脹、便溏等症狀。

第二節　肺臟症狀自我檢測

您的肺臟還好嗎？

不妨對照下表，應用四診之法來為自己做一個自測吧。還記得問診「十問歌」嗎？回想一下：「一問寒熱二問汗，三問頭身四問便，五問飲食六問腹，七聾八渴俱當辨，九問舊病十問因，再兼服藥參機變，婦女尤必問經期，遲速閉崩皆可見，更添片語告兒科，麻痘驚疳須點驗。」

一、自我檢測

◀ 表12-1　肺臟自我檢測表

四診觀察	症狀及表現	可能問題診斷
望	面色白 顴紅 舌白 舌紅 舌尖紅 痰黃 鼻塞流黃涕	肺氣虛 肺陰虛 風寒束肺 肺陰虛 風熱犯肺 風熱犯肺 風熱犯肺
聞	說話聲音小、無力 聲音嘶啞 咳嗽	肺氣虛 肺陰虛 肺氣虛，風熱犯肺，風寒束肺，痰濕阻肺

（續表）

四診觀察	症狀及表現	可能問題診斷
問	畏風怕冷	肺氣虛
	盜汗	肺陰虛，肺氣虛
	自汗	肺氣虛，肺陰虛
	乾咳少痰	肺陰虛
	痰黏難咳出	肺陰虛，風熱犯肺
	痰清稀	肺氣虛
	痰黃	風熱犯肺
	口乾	肺陰虛，風熱犯肺
	咽痛	風熱犯肺
	胸悶	痰濕阻肺
	呼吸無力	肺氣虛
	易感冒	肺氣虛

*上表，只是主要常見症狀，符合的越多，那麼對應的診斷結果可能性就越大。

◎ 二、辨證施治

1、肺氣虛證

肺氣虛證，是指肺氣不足和衛表不固所表現的症狀。多由久病咳喘，或氣的生化不足所致。表現為咳喘無力，氣少不足以息，動則益甚，體倦懶言，聲音低怯，痰多清稀，面色㿠白；或自汗畏風，易於感冒，舌淡苔白，脈虛弱。

治法為補益肺氣，方藥為補肺湯，藥用人參、黃耆、五味子、甘草等。

2、肺陰虛證

肺陰虛證，是指肺陰不足，虛熱內生所表現的症狀。多由久

咳傷陰，癆蟲襲肺，或熱病後期陰津損傷所致。表現為乾咳無痰或痰少而黏，口燥咽乾，形體消瘦，午後潮熱，五心煩熱，盜汗，顴紅，甚則痰中帶血，聲音嘶啞，舌紅少津，脈細數。

治法為滋陰潤肺。方藥為養陰清肺湯，藥用生地、沙參、麥冬、百合等。

3、風寒束肺證

風寒束肺證，是指風寒外襲，肺衛失宣所表現的症狀。表現為咳嗽聲重，痰稀色白，鼻流清涕，微微惡寒，輕度發熱，無汗，苔白，脈浮緊。

治法為疏風散寒，宣肺止咳。方藥為止嗽散，藥用麻黃、桂枝、紫蘇、桔梗、陳皮、半夏等。

4、風熱犯肺證

風熱犯肺證，是指風熱侵犯肺系，肺衛受病所表現的症狀。表現為咳嗽痰稠色黃，鼻塞流黃濁涕，身熱，微惡風寒，口乾咽痛，舌尖紅而苔薄黃，脈浮數。

治法為清肺化痰。方藥為清金化痰湯，或麻杏石甘湯；藥用桑白皮、地骨皮、知母、黃芩、桔梗、瓜蔞、貝母、石膏、杏仁等。

5、痰濕阻肺證

痰濕阻肺證，是指痰濕阻滯肺系所表現的症狀。多由脾氣虧虛，或久咳傷肺，或感受寒濕等病邪引起。表現為咳嗽，痰多，質黏，色白，易咯，胸悶，甚則氣喘痰鳴，舌淡苔白膩，脈滑。

治法為燥濕祛痰，健脾利肺。方藥用二陳湯合三子養親湯，藥用陳皮、半夏、蘇子、白芥子、萊菔子、茯苓等。

◀ 表12-2　肺病的辨證論治簡表

病名	主要臨床特點	治則	代表方劑
肺氣虛	咳嗽無力，氣短，喘促，痰多而清，怕冷，面色白，舌質淡	補益肺氣	補肺湯
肺陰虛	咳嗽無痰、痰少而黏，面頰潮紅，夜間盜汗，舌質紅幹	滋陰潤肺	養陰清肺湯
痰濕阻肺	喉中痰鳴，胸滿不適，痰壅氣道，咳喘而不得平臥	瀉肺化痰	二陳湯（加減）三子養親湯
風寒束肺	咳嗽，痰多而清，鼻塞流涕，惡寒發熱，頭痛無汗	宣肺止咳疏	止嗽散
風熱泛肺	高熱咳嗽，呼吸氣促，口渴，痰黃稠帶血，胸痛，舌質紅	清肺，化痰，定喘	清金化痰湯、麻杏石甘湯

第三節　白色食材養肺

　　「蒹葭蒼蒼，白露為霜」，很多人對這句詩熟悉，是因為「有位佳人，在水一方」。實際上，對人體而言，「白露」是個很重要的節氣，它所指代的，是從農曆八月二十一到九月初六的這段時節，具有典型的秋季氣候——秋燥。秋燥容易傷人肺腑，帶來的往往是口乾舌燥、鼻乾唇裂、青春痘拚命地往外冒，即便「過了青春，不再戰痘」的中老年人也好不到哪兒去，往往會有咳嗽氣喘、皮膚乾燥、皮膚瘙癢以及大便乾結、便祕等症狀。

　　中醫一般用白色食物來預防和緩解秋燥，主要有：五穀雜糧

類的小麥、白米、糯米、甘薯、豆漿；蔬菜類的白蘿蔔、豆腐、大蒜、茭白筍、百合、綠豆芽、蓮藕、芋頭、荸薺、山藥、馬鈴薯、芡實、葛根；菌菇類的銀耳、蘑菇、平菇、猴頭菇、慈姑；瓜果乾果類的梨、杏、香蕉、龍眼、椰子、桃子、松仁、薏仁、白果、蓮子、榛子、南瓜子、冬瓜子、絲瓜子、葵花子；水產類的魚鰾、銀魚、白魚、白鱔、鱸魚、白帶魚、蜆肉、海蜇、蛤蜊、牡蠣；肉食蛋乳類的雞蛋、牛奶、羊奶、優酪乳、蜂王乳；油脂調味品類的豬油、羊脂、牛脂、椰子油、鹽、白礬、白胡椒、白糖、冰糖、白醋、白酒，就不一一列舉了。

　　我們主要推薦介紹白豆腐、白蘿蔔、大蒜、茭白筍、芋頭、馬鈴薯，以及銀耳、蓮藕、蓮子、山藥、百合、松仁、薏仁等果蔬，還有梨、杏、香蕉、桂圓、椰子、桃子等水果，這些都是養肺的主力軍。

◎ 常用養肺食材

1、豆腐

　　豆腐性涼、味甘，入脾、胃、大腸經，含有人體必需的微量元素如銅、鎂、錳、鐵、鈣、鉬、鋅、鈷、鍶、氟、硒等，還含有人體必需的胺基酸、碳水化合物、維生素類等。豆腐可降低血清膽固醇，對高血壓、高血脂症、糖尿病、冠心病、動脈硬化患者均有防治作用。主要功效有瀉火解毒、生津潤燥、補中益氣、解酒毒等，對於脾胃虛弱、消渴、小便不利、肺熱咳嗽痰多、痢疾等病症有一定輔助療效。

　　豆腐能清肺火，可治療肺熱痰黃、急性支氣管哮喘等，對咽

痛、胃熱口臭、便祕者均有療效。若外出水土不服、遍身起癢、皮疹患者每日食用豆腐，可協助適應水土。豆腐中的賴氨酸含量相當高，對兒童發育和增強記憶力有顯著作用。

民間認為疔瘡病患者忌食豆腐。豆腐中因含較多嘌呤，故痛風病人慎食。如果豆腐吃多了，有腹脹、噁心反應時可服用萊菔子、鳳梨等來緩解。

2、豆漿

豆漿是黃豆榨成的汁。豆漿中膽固醇含量很低，卵磷脂卻很豐富，是防治高血脂症、高血壓、動脈硬化等疾病的理想食品。鮮豆漿富含優良植物蛋白質，優質蛋白質是大腦必需的物質，多喝鮮豆漿可預防老年性癡呆症。

鮮豆漿所含的鐵質是牛奶的4倍以上，可防治缺鐵性貧血，對於貧血病人的調養有很好的效果。

豆漿中的異黃酮類化合物具有抗癌作用，植物激素可以協調人體的內分泌功能。以喝熱豆漿的方式補充植物蛋白，可以使人的抗病能力增強，從而達到抗癌和保健作用。

豆漿內含有大量麥氨酸，如果人體內缺少這種物質，一旦氣候變化，便會誘發氣管痙攣，使呼吸困難，發生氣喘病，長期堅持飲用豆漿，可有效預防和治療氣喘病。

常飲豆漿可維持正常的營養平衡，全面調節內分泌系統，降低血壓、血脂，減輕心血管負擔，增加心臟活力，優化血液循環，保護心血管，並有平補肝腎、抗癌、增強免疫力等功效，所以有科學家稱豆漿為「心血管保健液」。

最近國外有學者研究證實，豆品飲料具有降血糖作用，豆漿是

糖尿病患者極其寶貴的食物，因為糖尿病患者攝取大豆富含水溶性纖維的食物，均有助於控制血糖。

鮮豆漿有利於女性養顏。科學研究認為，女性青春的流逝與雌激素的減少密切相關。現代營養研究認為，鮮豆漿除了含有植物雌激素以外，還有大豆蛋白、異黃酮、卵磷脂等物質，對某些癌症如乳癌、子宮癌還有一定的預防作用，是一味天然的雌激素補充劑。

要注意的是，飲用豆漿時，不要裝保溫瓶，因為豆漿能除掉保溫瓶裡的水垢，時間長了還會繁殖細菌，使豆漿變質。同時，忌喝過量，一次喝豆漿過多，容易引起過食性蛋白質消化不良，出現脹滿、腹瀉等不適症。豆漿一定要煮沸煮透後才能飲用，否則會發生噁心、嘔吐等中毒症狀。

豆漿忌沖紅糖，紅糖中的有機酸會與豆漿中的蛋白質結合，產生變性沉澱物，而白糖無此現象。未煮沸的豆漿不宜和雞蛋同煮。

小叮嚀

牛奶和豆漿

人們總會拿牛奶和豆漿比，到底牛奶好還是豆漿好？國際會議上說，牛奶裡含有乳糖，而全世界有三分之二的人不耐受乳糖，在亞洲黃種人中有70%不耐受乳糖，中國人是黃種人。有人喝了牛奶，但並沒有吸收多少營養，對牛奶中乳糖吸收率最高的是白種人。據調查的結果：40%的人不耐受乳糖。而豆漿裡含的是寡糖，它100%可以被人體吸收。豆漿裡還含有鉀、鈣、鎂等礦物質，鈣比牛奶含量多。牛奶裡沒有抗癌物質，而豆漿裡有5種抗癌物質，可以預防、治療乳癌、直腸癌、結腸癌等。所以對中國人來說最合適的是豆漿。當然，也可以同時喝牛奶。

3、白蘿蔔

白蘿蔔性寒、味甘辛，入脾、胃、肺經。含水量較高，熱量較低，含葡萄糖、蔗糖、果糖、多種維生素、粗纖維、蛋白質、澱粉酶，以及鈣、磷、錳、硼等成分，其中維生素C含量比梨、蘋果、橘子高8倍以上。白蘿蔔營養豐富，生吃助消化，是人們耳熟能詳的開胃良方。白蘿蔔化積滯，解酒毒，散瘀血，兼有很好的食用、醫療價值。我國民間有「冬吃蘿蔔夏吃薑，一年四季保健康」的說法。進食白蘿蔔有消食、順氣、化痰、止咳、利尿、補虛等作用。

白蘿蔔含澱粉酶，這種酶不但可以分解澱粉，還能夠預防胃下垂、胃炎、胃潰瘍等病症。除此之外，白蘿蔔還含有分解脂肪的脂肪酶、分解蛋白質的蛋白酶和具有很強解毒作用的氧化酶等。此外，白蘿蔔中的芥子油和粗纖維可促進胃腸蠕動，增加食欲，幫助消化，有助於體內廢物的排出。

白蘿蔔有很好的防癌抗癌功效，特別可降低結腸癌的發病率。白蘿蔔富含維生素C，現代醫學研究表明，維生素C是保護體內阻礙腫瘤生長的第一道屏障——細胞間基質結構完整的必需物質。白蘿蔔含有一種能將亞硝酸分解的酸，可使致癌物質亞硝酸分解而失去作用。白蘿蔔中的「吲哚」是抑制腸癌的物質，可抑制腫瘤發展。白蘿蔔還具有治矽肺，幫助清除肺塵，使肺部纖維性變化逆轉及消食、醒酒等功效。

不過，要注意的是，白蘿蔔為寒涼蔬菜，陰盛偏寒體質者和脾胃虛寒者不宜多食。另外，服用人參、西洋參時不要吃白蘿蔔，以免藥效相剋，發揮不了補益作用。白蘿蔔主瀉，胡蘿蔔為補，兩者最好不要同食，若要一起吃時，應加些醋來調和，以利於營養吸

收。單純性甲狀腺腫患者慎食白蘿蔔，容易誘發或加重甲狀腺腫。腹脹、先兆流產、子宮脫垂的病人慎食白蘿蔔，以免加重不適，造成腹部脹氣。

4、山藥

山藥性平、味甘，入脾、肺、腎經，富含碳水化合物、蛋白質、精氨酸、脂肪、無機鹽和多種維生素，如維生素B_1、維生素B_2、煙酸、抗壞血酸（維生素C）、胡蘿蔔素等營養物質，還含有多量纖維素及黏液物質成分。有健脾、補肺、固腎、益精的功效。治脾虛、泄瀉、消渴、遺精帶下、小便頻數。「消渴症」，其實就包括現代的糖尿病。有資料報導，經實驗證明山藥有降血糖作用。中藥古方治消渴也往往辨證加山藥，這都說明糖尿病患者常吃山藥有益。

據現代藥學分析，山藥最大的特點是能夠供給人體大量的黏液蛋白。這是一種多糖蛋白質，能保持血管彈性，避免脂肪沉澱，與無機鹽結合後，還可形成骨質，使軟骨具有一定彈性。所以，山藥是一種非常理想的減肥健美食品。

要注意的是，山藥有收澀的作用，故大便乾燥者不宜食用。此外，山藥的保存也有些講究：山藥如果需長時間保存，應該放入鋸木屑中包埋，短時間保存則只需用紙包好放入陰涼處即可。如果購買的是切開的山藥，則要避免接觸空氣，最好用塑膠袋包好放入冰箱裡冷藏。

5、百合

百合性平、味甘微苦，入心、肺經，含有脂肪、蛋白質、碳水化合物、粗纖維、多種維生素、鈣、磷、鐵等成分。能潤肺止咳、

清心安神。據《名醫別錄》記載，可用於治療肺熱、肺燥咳嗽、勞嗽咯血、低熱虛煩、驚悸失眠等症。

根據藥理研究，百合有良好的止咳作用，可以改善肺部功能。中醫將百合入藥使用，主要就是用於慢性肺部疾病，如慢性支氣管炎或肺氣腫引起的咳嗽或久咳。

百合鮮品富含黏液質，其具有潤燥清熱作用，中醫用之治療肺燥或肺熱咳嗽等症常能奏效。

百合富含維生素，對皮膚細胞的新陳代謝有益，常食百合，有一定的美容養顏作用，能夠延緩衰老。

百合在體內還能促進和增強單核細胞系統的吞噬功能，提高機體的體液免疫能力，因此百合對多種癌症均有較好的防治效果。

秋天氣燥，而百合有潤肺的作用，因此這個季節吃百合是最好的。對於陰虛燥熱的人，可以用百合、雲耳、沙參、麥冬熬湯；如果陰虛熱盛，還可以在百合、雲耳、沙參、麥冬上再加菊花和金銀花；如果陰虛還夾氣虛，那就在補陰的同時還要補氣，可以用百合、雲耳、沙參、麥冬，再加北耆和黨參。

要注意的是，風寒咳嗽者不宜服，潰瘍病患者不宜服，結腸炎患者不宜服。

6、銀耳

銀耳又稱白木耳，性平、味甘淡，入肺、胃、腎三經，具有生津潤肺、益氣活血、滋陰養胃、補腦強心的作用，適用於肺熱咳嗽、肺燥乾咳、胃腸燥熱、便祕等症。銀耳被譽為「長生不老藥」、「延年益壽品」、「菌中之王」，具有滋潤而不膩滯的特點，對體虛、久病初癒又不宜用其他補藥的病人，以及陰虛內熱且有出血傾向者更為適用。

要注意的是，感冒初起口乾者忌食，風寒感冒如感冒怕冷、咳嗽、痰多清稀如水者忌食。

7、梨

梨性寒、味甘微酸，含有蛋白質、脂肪、糖以及多種維生素和礦物質，具有清心潤肺、降火生津、清熱化痰、滋陰補腎等功效，適用於熱病傷津煩渴、消渴症、熱咳、痰熱驚狂、口渴失音、眼赤腫痛、消化不良等。梨的根、枝葉、花均有潤肺消痰、清熱解毒之效。梨籽中含有木質素，是一種不可溶纖維，能在腸子中溶解，形成像膠質的薄膜，在腸子中與膽固醇結合而排除。梨不僅對秋燥症具有獨特功效，還對高血壓、失眠多夢有一定的輔助治療作用。

要注意的是，梨性偏寒助濕，含果酸較多，因此多吃會傷脾胃，脾胃虛寒、畏冷食、胃酸多的人應少吃。梨也不宜與鹼性藥，如氨茶鹼、小蘇打等同服。同時，梨不宜與白蘿蔔同食，含有大量植物色素的梨等水果與白蘿蔔一起食用，經過胃腸道消化分解，可產生抑制甲狀腺作用的物質，誘發甲狀腺腫。此外，梨不宜與鴨肉同食，否則會傷腎臟。梨不宜與螃蟹同食，由於梨性寒，蟹亦涼，二者同食等於雪上加霜，會傷腸胃。吃梨不宜喝開水，因為梨冷水熱，一冷一熱刺激腸道，會導致腹瀉。梨有利尿作用，夜尿頻者，睡前也應少吃梨。

8、甘蔗

甘蔗性平、味甘，入肺、脾、胃經，主下氣和中，助脾氣，利大腸，消痰止渴，除心胸煩熱，有滋陰潤燥、和胃止嘔、清熱解毒的功效。對於因陰液不足所導致的口乾、咳嗽痰少、大便祕結等症，多吃甘蔗可改善症狀。此外，甘蔗被譽為「天生復脈湯」，熱

性病飲甘蔗汁效果尤其好。

要注意的是，如果甘蔗汁煮熱則性轉溫，有溫補功效。

9、薏米（薏仁）

薏米性微寒、味甘淡，歸脾、肺、腎經。現代科學分析，薏米含蛋白質、脂肪、胺基酸、鉀、鈣、鎂、磷、鐵、鋅、錳以及維生素B_1、維生素B_2、維生素E及纖維素等，有益人體健康。具有健脾益胃、補肺清熱、去風去濕、美白養顏的功效，被譽為「世界禾本科植物之王」，在歐洲被稱為「生命健康之禾」。

薏米有滲濕、健脾兩大功能，傳統上用於小便不利、水腫、腳氣、濕溫、泄瀉、帶下、痺痛等症狀。

二、常用於肺臟的藥材

1、百合

實驗證明百合煎劑對小白鼠咳嗽有止咳作用，可使小白鼠肺灌流的流量增加，增加氣管分泌而發揮祛痰作用。

2、銀耳

性平、味甘，補肺益氣，養陰潤燥。鎮咳、平喘、化痰，並可消除和改善支氣管黏膜充血、腫脹，促進支氣管黏膜上皮細胞修復。

3、金銀花

味甘、性寒，入肺經。可散熱解毒、補虛、療風、養血、止渴。金銀花能解熱、消暑氣、清肺熱，更兼有消炎解瘡毒的效果。

4、川貝

性微寒、味甘苦，有清虛痰、潤心肺及鎮靜的功效。可化痰、止咳、減輕喉嚨不舒服。

5、薏米

低濃度薏米油對呼吸及橫紋肌和平滑肌有興奮作用，可顯著擴張肺血管，改善肺臟的血液循環。

6、杏仁

杏仁有祛痰止咳、平喘、潤腸之效，對呼吸中樞有鎮靜作用，能使呼吸運動趨於安靜而達到鎮咳平喘之功效。口服小劑量苦杏仁，能反射性使呼吸加深，更易於排痰。

7、北沙參

北沙參性微寒、味甘苦。可清肺火，養肺陰，除虛熱，鎮咳祛痰，滋補。主治肺虛咳嗽、咳痰不爽、咽乾、喉痛、虛熱燥咳。

8、銀杏葉

銀杏葉可斂肺，平喘，活血化瘀，其提取物可能明顯拮抗支氣管收縮，擴張血管，對支氣管哮喘有一定治療作用。

9、半枝蓮

半枝蓮性涼、味辛，清熱解毒。所含紅花素頗能對抗組織胺引起的平滑肌收縮，並有良好的祛痰功能。

10、川芎

性溫、味辛，活血行氣，祛風止痛。實驗室用靜脈注射川芎鹼120毫克/公斤，能預防和保護腎上腺素所致的大白鼠肺水腫，顯著提高存活率。

11、艾葉

艾葉性溫、味苦辛，能理氣血、溫經脈。實驗室證明艾葉油具有鬆弛白兔平滑肌的作用，能對抗由乙醯膽鹼、氯化鋇和組織胺等引起的支氣管平滑肌痙攣。

12、側柏葉

側柏葉煎劑有鎮咳、祛痰、平喘作用。

13、紫蘇

紫蘇性溫、味辛，發汗解表，理氣寬中，能減少支氣管分泌，緩解支氣管痙攣，有止咳、祛痰、平喘作用。

第四節　肺肝及相關肺臟疾病
對症食譜

肺部的問題，除了肺炎、肺結核、肺膿腫、肺腫瘤，還有說大不大說小不小的感冒，以及十分折騰人的咳嗽和氣喘、發燒。

從中醫的角度，無論是支原體、衣原體肺炎，或者大葉性肺炎、小葉性肺炎，也不論急性、慢性，通通都可以在肺氣虛、陰

虛、風熱犯肺、風寒束肺、痰濕阻肺等等方面去做文章，研究成果和食療方可以列出數不盡的博士論文，我們這裡就不單列了。

至於咳嗽，俗話講：「牙疼不是病，疼起來要命」，我卻覺得，牙疼未必有咳嗽更折磨人，因為牙疼去打點麻藥就OK了，可是咳嗽，我見過不計其數的病人，確實是咳起來要人命，各種藥輪番上陣，還是咳個不停——更要命的是，牙疼自己疼，咳嗽卻是全家睡不好不得安寧。另外，很多人一到冬春交季或秋冬交季就開始咳，一咳就是幾個月，實在是苦不堪言，所以這裡重點講一下咳嗽。

至於肺結核，如果您有家人朋友不幸確診是肺結核，建議趕緊去求助西醫，不論是鏈黴素、對氨基水楊酸鈉，還是利福平、異煙肼、乙胺丁醇等等，聽從醫生的囑咐用藥錯不了。對於結核桿菌，我們們中醫還確實沒法對症殺死它，您就千萬別被某些所謂老中醫的祖傳祕方給騙了。我估計《紅樓夢》裡面的林妹妹就是死於肺結核，賈府那麼有錢有勢，能請動天下名醫和名藥，一樣沒轍。

另外，歷代不知多少皇帝嬪妃也是咯血而亡，但作為中醫無法根治肺結核作佐證。如果你還要堅持己見，不妨去看看學醫出身的魯迅先生，當年為他患了肺結核的父親抓藥及事後的痛楚——各式中醫被他看遍了，還包括很多偏方，什麼清明的蟲、秋天的蟬、經霜三年的甘蔗、打破的皮鼓甚至一對原配的蟋蟀做藥引，如此等等折騰了個半天，還是救不了他父親的命。

特別要提一下的是中醫治肺癌。前面，我極力主張肺結核不要看中醫，應去看西醫用三聯療法治療。而對於肺癌，建議已經確診肺癌的朋友，在西醫手術及各項治療外，可以考慮用中醫輔助治療和調養。因為我曾經有一個病人，確診肺癌，吃我們調配的中藥丸劑，每年都要過來做X光片或電腦斷層檢查，現在6年過去了還健

在，而且氣色不錯。這裡沒有打廣告的意思，也沒有吹噓中藥神奇的必要，坦率地說，我們也不知道何以那些丸劑就對他有效，但事實是他老人家確實還好好地活著。

對於肺臟系統的問題，我有一個非常簡單，但卻是非常有效的辦法：吃醋。其實不光是女人要吃醋，男人也要學會吃醋。在我看來，吃醋是一舉多得：首先，吃醋可以增進感情。想想看，女人或是男人打翻了醋罈子，固然會小小地鬧下彆扭，但這展現了彼此的關愛，加強了聯繫的樞紐。第二，美容。醋的美容作用是已經證實了的。第三，開胃。這個就不用多說了。第四，也是大家平時所忽略的，預防感冒和殺菌。感冒不舒服了，倒小半杯白醋，走到哪聞到哪，很有效。還有一個辦法，就是在室內燒醋少許，讓蒸發的醋味熏滿空間，在吸入醋蒸氣後，全家都會有抗病毒的能力。

○ 一、咳嗽

咳嗽是肺系疾病的主要症狀之一，有聲無痰為咳，有痰無聲為嗽，一般痰聲並見，故以咳嗽並稱。古代醫家有「咳證雖多，無非肺病」和「五臟六腑皆令人咳，非獨肺也」等說法。咳嗽的病因分外感和內傷兩大類，都是因為肺臟系統受病，宣降失常，肺氣上逆所致。

▪**風熱咳嗽**：表現為咳嗽不爽，痰黃黏稠，不易咯出，口渴咽痛，鼻流黃涕，頭痛身熱，惡風汗出，苔薄黃，脈浮數。治法為疏風清熱、宣肺化痰。方藥可用桑菊飲，根據自己的體質酌情加減：桑葉9克、菊花9克、杏仁9克、薄荷3克、桔梗9克、連翹9克、牛蒡子9克、蘆根15克、甘草5克。

⊙ 對症食譜 ⊙

 四汁飲

◎材料：梨1個、蘿蔔200克、荸薺20個、鮮蓮藕250克。
◎做法：蘿蔔、梨、荸薺、蓮藕分別洗淨，用榨汁機榨出汁液即可。
　　　　果汁分每日2次服用，連服一週。
◎功效：祛痰止咳，適用於肺熱咳嗽（咽燥癢痛，咳痰色黃或夾
　　　　血）。若痰中無血也可以不用藕。

　　▪**風燥咳嗽**：表現為乾咳無痰，或痰少黏稠，或痰帶血絲，咳引胸痛，惡風發熱，鼻乾咽噪，舌紅少津，苔薄黃，脈細數。治法為疏風清肺、潤燥止咳。方藥可用桑杏湯，根據自己的體質酌情加減：桑葉9克、杏仁9克、貝母9克、沙參12克、麥冬12克、淡豆豉6克、梨皮9克、栀子9克、甘草5克。

⊙ 對症食譜 ⊙

 木耳粥

◎材料：黑木耳6克、糯米50克、白糖適量。
◎做法：先將黑木耳用清水浸泡數小時，與糯米、白糖一起加水
　　　　400CC，用小火煮至米花湯稠，蓋緊燜5～7分鐘即可。每日
　　　　晨起空腹溫熱食。
◎功效：適用於乾咳少痰、喉乾喉癢、痰中帶血。

　　▪**外感咳嗽**：表現為咳嗽聲重有力，痰清稀色白，咽癢，鼻塞流清涕，惡寒發熱，無汗，全身痠軟，舌苔薄白，脈浮緊。治法為疏風散寒、宣肺止咳。方藥可用杏蘇散，根據自己的體質酌情加減：紫蘇9克、杏仁9克、前胡9克、法半夏9克、陳皮9克、羌活9克、生薑3片、甘草5克。

　　▪**脾虛咳嗽**：表現為咳嗽痰多，痰白而黏，胸脘脹滿，納少嘔惡，神疲乏力，舌淡胖，苔白膩，脈濡滑。治法為健脾燥濕，化痰止咳。方藥可用二陳湯，根據自己的體質酌情加減：陳皮9克、半夏9克、蒼朮9克、茯苓12克、杏仁9克、厚朴9克、甘草5克。

◉ 對症食譜 ◉

玉米陳皮飲

◎材料：黃玉米鬚30克、陳皮10克。
◎做法：將黃玉米鬚、陳皮洗乾淨，放入砂鍋內，加水適量，煎成濃湯，代茶飲，每日一劑。
◎功效：調治咳嗽。

　　▪**肝火犯肺**：表現為咳嗽陣作，痰滯咽喉，咯之難出，面赤咽乾，胸脇脹痛，口乾苦，舌苔薄黃而少津，脈弦數。治法為清肝瀉火、潤肺化痰。方藥可用瀉白散合黛蛤散：桑白皮2克、地骨皮12克、梔子9克、黃芩9克、知母9克、天花粉9克、青皮9克、海蛤殼15克、大青葉9克、甘草5克。

　　▪**腎虛咳嗽**：主要表現為咳嗽反覆發作，痰涎清稀呈泡沫狀，氣短乏力，動則尤甚，頭暈，心悸，形寒肢冷，肢體沉重，腰腿痠軟，舌質淡胖，苔白潤，脈沉細。治法為溫陽利水、理氣化痰。方藥可用真武湯，視個人情況酌情加減：熟附子9克、乾薑9克、白朮12克、茯苓15克、白芍15克、五味子9克、白芥子9克、蘇子9克、旋覆花9克、陳皮9克、炙甘草6克。

　　▪**肺虛咳嗽**：主要表現為起病緩慢，乾咳少痰或痰中帶血，口乾咽燥，消瘦神疲，午後潮熱，手足心熱，盜汗，舌紅少苔，脈細數。治法為滋陰清熱、潤肺止咳。方藥可用沙參麥冬湯酌情加減：

沙參12克、麥冬12克、百合12克、桑葉9克、貝母9克、杏仁9克、瓜蔞12克、五味子9克、扁豆9克、甘草5克。

◉ 對症食譜 ◉

百耳潤肺湯

◎材料：銀耳15克、百合10克、冰糖適量。

◎做法：將銀耳放入溫水中浸泡到回軟，摘去蒂洗淨，瀝乾水分。百合掰開洗淨，撕去內膜待用。湯鍋置火上，倒入水600CC適量，先將冰糖溶化，再放銀耳、百合一起煮沸，煮沸後改用小火燉15分鐘即成。連吃15天。

◎功效：適用於虛勞咳嗽，治療痰中帶血、虛熱口渴，但不適用於風寒感冒的咳嗽與不舒服。

◉ 二、氣喘

　　氣喘也是肺臟系統疾病的主要症狀之一，一般分為過敏性和非過敏性兩類。誘發氣喘的因素很多，大致有花粉、黴菌、塵蟎、動物的皮毛屑及排泄物或分泌物、唾液等過敏原，病毒、細菌或黴菌引起的呼吸道感染等。

　　此外，溫度、濕度等氣候劇烈變化，也可導致身體不適形成氣喘。而交感神經阻斷劑、人造香料、防腐劑以及油漆、香水、噴霧劑，乃至痱子粉、除臭劑或抽菸等藥物和化學物質，也可引起氣喘。

　　飲食方面，宜新鮮瓜果、蔬菜類食物，忌食海鮮、魚蝦等易致過敏的食物及生冷食物。

◉對症食譜◉

1、枇杷蜜糖飲

◎材料：枇杷核15克、蜜糖30克。
◎做法：將枇杷核搗爛，用水煎，直至煎熟。濾取煎液，加蜜糖30克、調勻服用。
◎功效：適用於咳喘不止、老年性便祕。

2、杏仁粥

◎材料：杏仁15克、橘皮6克、米50克、冰糖適量。
◎做法：杏仁去皮打碎，橘皮洗淨，與米一同煮成粥，再加入冰糖調味，趁熱服下。分2次服用，連服一週。
◎功效：適用於胸悶憋氣，呼吸急促，喉中有痰鳴聲，咳痰稀薄色白，怕冷及冬季受涼易發（冷喘）而痰多者，但陰虛、腹瀉者不宜。

◉三、感冒、流感

　　感冒是病毒引起的上呼吸道疾病，在冬季和冷熱季節交替月份較為常見。感冒和流感在症狀出現前兩三天就已經能透過打噴嚏、咳嗽、講話等飛沫傳染了，需要注意。感冒病毒種類相當多，變種也很快，人類的免疫期差不多只能維持一個月左右，所以長年累月反覆感冒也不足為奇。禽流感的厲害大家已經見識了，而歷史上1918～1919年大規模流行的流感造成數千萬人死亡，大家不可掉以輕心。

　　飲食方面，感冒飲食原則為清淡素食，忌葷腥生冷食物。

◉ 對症食譜 ◉

1、蔥薑茶汁

◎材料：蔥白6根、鮮薑6片、茶葉6克。
◎做法：蔥白及鮮薑洗淨、切片，搗爛取汁。茶葉用開水沖泡數分
　　　　鐘，加入蔥薑汁趁熱服。
◎功效：適用於惡寒、發熱、頭痛、身痛、關節疼痛（風寒型感
　　　　冒）、咳嗽。

2、菊花飲

◎材料：杭菊花24克、白糖適量。
◎做法：將杭菊花以沸水沖泡後加入白糖，當茶喝。
◎功效：適用於風熱感冒、流感。

3、蒸梨

◎材料：梨1個，冰糖10克（或加川貝3克）。
◎做法：將梨洗淨連皮切碎，加冰糖蒸熟吃。或將梨去頂挖核，放入
　　　　川貝3克、冰糖10克、置碗內以小火燉之，待梨燉熟，喝湯
　　　　吃梨，連服2～3天，療效尤佳。
◎功效：適用於感冒、急性支氣管炎。

◉ 四、發燒

　　我們前面一再打比方說，人體是一個自穩態，各方面必須保
持平衡。體溫也是如此，人體內各項器官功能運行的最適宜溫度範
圍大約是36.5～37.5℃，所以一般而論，正常的體溫被認為是平均
37℃左右。一旦平衡破壞，散熱少於產熱，或產熱高於散熱，就會
導致體溫上升，出現發燒。

　　飲食方面，注意多喝水、多吃新鮮蔬果。

◎ 對症食譜 ◎

1、百合飲

◎材料：百合60～100克、糖或鹽適量。
◎做法：百合加適量糖（或鹽）煎水服用。
◎功效：用於肺結核的乾咳、咯血，熱病後期餘熱未清、虛煩驚悸等
　　　　症。治療失眠、心悸。

2、西瓜綠皮湯

◎材料：西瓜皮60克、白糖適量。
◎做法：西瓜皮洗淨，加水煎湯，加白糖調味，放涼後多次服用。
◎功效：可降火泄熱，適用於高熱、小便黃少。

3、紅蘿蔔飲

◎材料：紅蘿蔔50克。
◎做法：紅蘿蔔洗淨，不去皮，下水煎汁即可。分時多次服用。
◎功效：可用於小兒高燒。

◎ 五、肺癌

　　近年來，肺癌一直高踞十大男性癌症死亡原因前列，發病率有
逐年增加的趨勢，而發生年齡還有下降的趨勢，所以大家一定要警
惕。肺癌的形成與吸菸、遺傳、職業性肺病（如塵肺、石棉肺等）
及肺結核、支氣管擴張、肺纖維化等慢性呼吸道疾病相關。

　　飲食方面，多吃蔬菜水果，多吃類胡蘿蔔素、維生素C、維生
素E和硒含量高的膳食。忌菸、酒，少吃飽和脂肪和膽固醇含量高
的食物。

⊙ 對症食譜 ⊙

1、枇杷銀耳羹

◎材料：枇杷150克、銀耳10克、白糖30克。

◎做法：枇杷去皮、去核，切成小片。將銀耳用溫水泡發、洗淨，放入碗內加水蒸熟。鍋內放清水燒開，下銀耳。待水煮沸後，加入枇杷片、白糖，待糖溶化後，燒沸片刻即可。

◎功效：滋補潤肺、生津止咳、下氣，可作為熱傷肺陰、咯痰不爽、肺燥咳嗽、肺結核及癌症患者的輔助治療。

2、五仙飲

◎材料：梨子、蓮藕、荸薺、白蘿蔔、鮮白茅根等各30克。

◎做法：所有食材不去皮，洗淨後，將梨子、蓮藕、荸薺、白蘿蔔放入榨汁機內榨汁；再將白茅根切小段，打汁，濾渣後，五種材料的汁攪拌均勻合飲。一次性喝完，現喝現打，每日2次。

◎功效：清肺健脾，對肺癌有輔助治療作用。

⊙ 其他養肺食譜 ⊙

1、蘿蔔橄欖飲

◎材料：白蘿蔔、青橄欖各30克。

◎做法：白蘿蔔、青橄欖水煎，代茶飲。

◎功效：預防治療流行性感冒、白喉。

2、玉米鬚糖漿

◎材料：黃玉米鬚60克、蜂蜜適量。

◎做法：將黃玉米鬚洗乾淨，放入鍋內，加水適量，先用大火煮沸，再用小火煎成湯，去渣，取汁，加入蜂蜜，內服，每日一劑。

◎功效：調治肺結核咯血、吐血。

3、山藥甘蔗飲

◎材料：鮮山藥50克、甘蔗汁120CC。

◎做法：鮮山藥搗爛，與甘蔗汁半杯和勻，燉熱服之，每日2次。
◎功效：可治療咳嗽痰喘。

4、玉米芯飲

◎材料：黃玉米棒內的芯（白色柔軟條狀物），用量不限。
◎做法：將黃玉米棒內的芯清洗乾淨，放入砂鍋內，加水適量，置於火上，熬成濃汁，去渣，取汁，服用。
◎功效：調治盜汗。

5、豆腐冬瓜枇杷方

◎材料：豆腐、冬瓜各100克，枇杷葉10克。
◎做法：將豆腐、冬瓜切成小丁塊，入鍋加水800CC，燉30分鐘即可。去枇杷葉吃冬瓜、豆腐，一日一次。
◎功效：可治口腔潰瘍。

6、銀耳豆漿

◎材料：銀耳20克、黃豆150克（製作豆漿500CC）、白糖15克、雞蛋1個。
◎做法：黃豆用水浸泡半天，打成豆漿。將銀耳用清水泡發。將雞蛋打破倒入碗中，用筷子攪勻，待用。煮豆漿時將泡發好的銀耳放入，豆漿煮沸以後，打入攪勻的蛋液，蛋熟後加入白糖即成。
◎功效：調治慢性咽喉炎、慢性氣管炎、肺結核。

7、西瓜木耳羹

◎材料：西瓜150克、白木耳20克、白糖適量。
◎做法：將白木耳洗淨，放入水中泡至軟；將西瓜瓤切成小丁；鍋中加水，放入西瓜丁、白木耳，煮滾；待煮沸後，加入適量白糖調勻，即可食用。
◎功效：適用於支氣管炎。

8、白蘿蔔湯

◎材料：蘿蔔汁15CC、飴糖9克、薑汁2CC，或白蘿蔔5片、薑3片、棗3枚、蜂蜜30克。

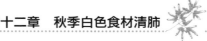

◎做法：蘿蔔汁、飴糖，加薑汁混勻，燉溫服用。或白蘿蔔、薑、棗
　　　　水煎去渣，加蜂蜜煮沸。
◎功效：調治小兒傷風咳嗽。

9、川貝釀梨

◎材料：川貝12克，雪梨6個，糯米100克、冬瓜條100克、冰糖180
　　　　克、白礬適量。
◎做法：將糯米淘洗乾淨，蒸成飯；冬瓜條切成黃豆大顆粒；川貝搗
　　　　碎；白礬溶在水中。將雪梨去皮，由蒂把處下刀切下一塊
　　　　為蓋，用小刀挖出梨核，浸沒在白礬水內，以防變色；然後
　　　　將梨在沸水中燙一下，撈出放入涼水中沖涼，再撈出放入碗
　　　　中。將糯米飯、冬瓜條、冰糖屑拌勻裝入梨內；川貝分成6等
　　　　份，分別裝入雪梨中，蓋好蒂把，裝入碗內，然後上籠，沸
　　　　水蒸約50分鐘，至梨軟爛。將鍋內加入清水300克，置火上
　　　　燒沸後，放入剩餘冰糖，溶化收濃汁，待梨出籠時，逐個澆
　　　　在雪梨上，即製作完成。每次食用雪梨1個，早晚各服一次。
◎功效：適用於肺癆咳嗽、乾咳、咯血等病症。

10、鴨蛋銀耳百合湯

◎材料：銀耳15克、百合30克、鴨蛋1個。
◎做法：將銀耳剝開、洗淨，百合洗淨入鍋，加水700CC同煮，待銀
　　　　耳爛熟後加入鹽，打入鴨蛋成蛋花湯樣即成。
◎功效：適用於咳嗽少痰。

11、山藥參耆鵝棗湯

◎材料：鵝1隻，黃耆、黨參、山藥各50克、紅棗5枚。
◎做法：鵝剖腹，去內臟，洗淨，擦乾水分。黃耆、黨參、山藥、紅
　　　　棗（去核）洗淨，裝入鵝腹腔內，用線縫合，置於清水鍋
　　　　內，大火煮沸，改小火燉約3小時，湯成，取出藥渣，加鹽調
　　　　味。
◎功效：補中益氣、榮顏養血。

12、百合炒玉米西芹

◎材料：百合200克、玉米粒100克、西芹100克、胡蘿蔔50克。
◎做法：西芹洗淨、切段，百合剝開、洗淨，胡蘿蔔去皮、洗淨、切

成菱形小塊。將全部原料用沸水汆一下。鍋內放沙拉油，下入汆好的蔬菜翻炒，用鹽、蘑菇精調味後即成。
◎功效：健脾袪濕、清熱化痰。

13、薏米百合秋梨湯

◎材料：薏米100克、乾百合50克、梨1個、胡蘿蔔2根、冰糖適量。
◎做法：乾百合與薏米同洗淨，並浸水2小時，加清水適量同煮，大火煮沸後小火繼續燉1小時。將梨、胡蘿蔔洗淨後切大塊，加入湯鍋，小火燉半小時後加入冰糖，再繼續燉10分鐘後熄火即成。
◎功效：滋陰潤肺，養顏。

14、白鱔百合湯

◎材料：百合、山藥各30克，鱔魚1～2條（約250克）。
◎做法：鱔魚去內臟洗淨與百合、山藥一起放入鍋中，加清水適量，隔水燉熟，調味服用。
◎功效：調理體虛、肺結核經久不癒、低熱、煩躁、食欲不振以及精神衰弱等症。

15、牡蠣海帶紫菜湯

◎材料：牡蠣300克、水發海帶100克、紫菜15克、胡蘿蔔30克、冬瓜30克、瘦豬肉50克。
◎做法：牡蠣洗淨，用水煮過，入原湯浸泡；海帶、紫菜、胡蘿蔔、瘦豬肉分別切成絲，冬瓜切成片。將海帶絲、胡蘿蔔絲、冬瓜片汆水。去油鍋，油六成熱時，放入蔥、薑、蒜烹鍋，出香味時，放入豬肉絲煸炒，下入黃酒、鹽、海帶絲、胡蘿蔔絲、冬瓜片，煮牡蠣的汁水、清湯，燒沸撇去浮沫，加入牡蠣肉、紫菜絲，調好口味即可。
◎功效：適用於肺癌、胃癌、淋巴結核、自汗、盜汗、水腫、白帶多。

第十三章 冬季黑色食材固腎

所謂春應「肝而養生」，夏應「心而養長」，長夏應「脾而養化」，秋應「肺而養收」，冬應「腎而養藏」。

沒錯，估計不用宣講，養腎觀念也是最深入人心的，因為現在養腎本來就是很熱門的話題。別說老年朋友談養生要提養腎，以期健康長壽；中年人也在談養腎，要增加「性福指數」；就連一些年輕朋友，也因為生活節奏快、工作壓力大等遭遇亞健康問題，而在關注養腎。

既然如此，養腎的重要性、必要性就不必天天講、月月講、年年講，更不需大家深入學習、深刻領會了，還是結合下表復習一下五行對應。

五臟	五行	在時	五色	其味	其腑	在竅	其榮	在志	其音
腎	水	冬	黑	鹹	膀胱	耳	髮	恐	羽

作為「先天之本」，腎官拜作強之官，是公認的特別能吃苦、特別能戰鬥的好同事。腎在五行裡面對應水，主藏精，主生殖與生長發育，主水，主納氣，生髓、主骨，其腑為膀胱，在時為冬，五色中對應黑色……

我們要「因時食養」的話，關鍵點在於：

腎臟其腑為膀胱，那麼養腎一般要連帶注意膀胱的功能；在竅為耳，其榮在髮，那麼可以從自己的耳朵和頭髮的狀態判斷腎臟功能的好壞；在志為恐，那麼養腎就要注意平時切不可杞人憂天，要有天塌下來當被蓋的豪情；在時為冬，那麼冬季進補最好；其色對

應黑色，那麼一般吃黑色食材、藥材絕對沒錯；其味為鹹，那麼可知適當吃點鹹味的食物對腎臟有好處；其音為羽，那麼有興致時也起碼可以高歌一曲，或不妨邀上幾個老夥伴去公園敲起鑼、打打腰鼓……

第一節　中西醫辨腎

○ 一、西醫識腎

腎位於腹部，對應第11胸椎到第3腰椎之間的位置，左右各一。腎形似蠶豆，紅褐色，表面光滑，長10～12公分，由腎實質和腎竇構成。腎實質分為皮質和髓質兩部分：皮質位於腎實質的表層，主要由腎小體和腎小管構成；髓質位於皮質的深面，主要由15～20個錐體構成，腎錐體的尖端為腎乳頭。腎門內由腎實質圍成的腔隙為腎竇，可分為腎小盞、腎大盞和腎盂等（結石就容易卡在這些部位）。腎的功能單位為腎單位，真正具備產生尿液、淨化血液作用的是腎單位。人的每個腎中有多達100萬個的腎單位，每個腎單位就像一個小小的篩檢程式，腎單位包括腎小球和腎小管。

腎的主要功能為分泌尿液，以維持人體內水和電解質的平衡，並保持人體內部環境的恆定。尿是如何形成的呢？當血液流經腎小球微血管時，血漿中的水、無機鹽和各種小分子有機物通過腎小球濾過膜進入腎小囊，形成原尿。

每個人每天所產生的原尿約有100升之多，但為什麼排出來的尿液只有15～20升呢？因為原尿在流經腎小管和集合管時，把對身體有用的各種有機物和無機鹽以及絕大部分的水都重新吸收到血液

中了，對身體無用的一些代謝廢物則被留在腎小管和集合管的管腔內，形成終尿。腎臟在泌尿過程中，可以隨機體的不同狀況改變尿的成分和量，以此來調節水、電解質的平衡和酸鹼平衡，從而維持內環境的相對穩定。

◎ 二、中醫識腎

中醫裡的腎臟，實際包括了西醫中泌尿、生殖、內分泌及腦的部分功能。

古人認為，腎臟的主要生理功能是藏精，主生殖與生長發育，主水，主納氣，生髓，主骨，開竅於耳，其華在髮。

①、腎藏精

腎為先天之本，所藏的精有兩種，一種是先天之精，類似現代所說的精子；一種是後天之精，是五臟六腑所化的水穀精華，也就是營養物質。因為腎藏精、精生髓、髓養骨。所以，如果腎精不足，骨髓空虛，會出現腿足萎弱不能行動，或腰脊不能俯仰的症候。另外，耳朵的聽覺與腎臟精氣盛衰密切相關，有些老年人，年紀一大就變得耳背，原因就是腎精不足了。

②、腎主生殖與生長發育

這個道理很好理解。為什麼青少年到一定年齡就會出現第二性徵，小男生嘴上長鬍鬚、喉結突出；小女生乳房開始發育，來初潮？而人到老年，就會逐步失去生育能力？就是因為腎氣的盛衰變化，到了老年，腎氣衰微了。

3、腎主水

主水，主要是指它在調節體內水液平衡方面的重要作用。水液下行於腎，其濁液經腎的氣化，由膀胱排出體外，濁中之清者，由腎保存於體內，故腎為體液平衡調節的重要臟器。我們常見一些人，腎臟出了問題之後，浮腫、水腫，就是這個道理。

腎對水液的存留與排泄作用，主要是靠腎的氣化功能完成。古人認為，人體的兩個腎，左側為「腎」，主陰，屬水；右側為「命門」，主陽，屬火，而氣化作用的動力就是腎陽。氣化還要靠腎陽和腎陰的調節作用，類似於「開關」。一般認為，腎陽主開，腎陰主關。如果腎陰不足，則開多關少，小便就多，常見於尿崩症、糖尿病等，治療時應滋補腎陰。如果腎陽不足，則開少關多，小便減少，而出現浮腫等症狀，治療時應溫補腎陽為主。

4、生髓，主骨

因為脊髓上通於腦（西醫解剖學也證實這點），中醫稱腦「為髓之海」。中醫認為精能生髓，所以不管腦髓、骨髓，都有賴於腎精。只有腎精充足才能腦海豐盛，於是思考敏捷，記憶力強，聽覺靈敏，智慧絕倫；「腎充則髓實」，骨髓生發才有源，骨骼才能得到骨髓的滋養而發育健壯；反之，骨骼就會軟弱無力。

5、腎主納氣

中醫認為，呼吸既有賴於肺的肅降，又有賴於腎在下焦產生攝納的作用，腎有助肺吸氣和降氣的功能。人體只有腎氣充足，肺得其資助，才能氣道通暢，呼吸均勻；如果氣虛而不能納氣時，就會出現動則氣短，呼多吸少，上氣不接下氣。比如較常見吸氣困難的喘息病，就是因為「腎不納氣」，需要用補腎納氣的方法治療。

6、開竅於耳，其華在髮

聽力減退的問題上面講了，再說頭髮。《素問·六節藏象論》說：「腎者，其華在髮。」頭髮的潤澤與枯槁、生長與脫落，都和腎的精氣盛衰有關。我們說「髮為血之餘」，就是因為頭髮的營養來源於血，而血的充足與否取決於腎氣。

7、腎與膀胱

腎與膀胱的經脈互為絡屬，相為表裡。膀胱的氣化功能，取決於腎氣的盛衰，腎氣有助於膀胱氣化津液。膀胱開闔以約束尿液的作用。腎氣充足，氣化正常，固攝有權，膀胱開闔有度，以維持水的正常代謝。如果腎氣不足，氣化不利，固攝無權，膀胱開闔失常，就會出現小便不利或失禁、遺尿、尿頻等病症。

8、腎與女子胞

女子胞，即子宮，這個在中醫裡面也是屬於腎臟。它位於下腹，與腎臟及沖、任二脈關係密切，主月經和孕育胎兒。我們前面講了腎的精氣決定生殖機能，而沖、任二脈同起於胞中，所以腎精氣旺盛、沖、任二脈氣血充足時，月經才能正常。如果腎氣虛弱，沖、任二脈氣血不足，就會出現月經失調、經閉或不孕等證。

此外，子宮與心、肝、脾三臟密切相關，因為正常的月經和胎兒孕育都有賴於血液，而心主血，肝藏血，脾統血又生血，所以當心、肝、脾功能失調時，也往往會影響子宮的正常功能。比如，肝氣鬱結，疏泄失職，常會引起月經失調；如心脾兩虛的氣血不足，會導致月經稀少甚至閉經；脾中氣下陷不能攝血，可導致崩漏等。

至於腎臟與其他臟器的關係，前面各個臟器講解都講到了，這裡就不再重複了。

第二節　腎臟症狀自我檢測

您的腎臟還好嗎？

不妨對照下表，應用四診辦法來為自己做一個自測吧。還記得問診「十問歌」嗎？在心裡默背一下。

○ 一、自我檢測

◀ 表13-1　腎臟自我檢測表

四診觀察	症狀及表現	可能問題診斷
望	面色白 面色黑 舌紅少津 舌淡苔白 尿黃	腎陽虛、腎氣不固 腎陽虛 腎陰虛 腎陽虛、腎氣不固、腎不納氣 腎陰虛
聞	聲音低怯 喘息	腎不納氣 腎不納氣
問	五心煩熱 畏寒肢冷，下肢較嚴重 自汗 潮熱盜汗 頭暈目眩 智力遲鈍 精神萎靡 便乾 夜尿、頻尿 崩漏 腰痠背痛 腹部脹滿 浮腫，以腰下為甚 動作遲鈍	腎陰虛 腎陽虛 腎不納氣 腎陰虛 腎陽虛、腎陰虛 腎精不足 腎陽虛、腎氣不固 腎陰虛 腎陽虛、腎氣不固 腎不納氣、腎陰虛 腎陽虛 腎陽虛 腎陽虛 腎精不足

（續表）

四診觀察	症狀及表現	可能問題診斷
	男子陽痿、滑精、早洩	腎陽虛、腎陰虛、腎精不足
	婦女經少	腎陰虛、腎精不足
	育齡婦女不孕	腎陽虛
	成人未老先衰	腎精不足
	失眠多夢	腎陰虛

○ 一、辨證施治

依照中醫的說法，一般常見的腎臟虛證包括：腎陽虛、腎陰虛及腎氣不固等，現分別介紹如下：

1、腎陽虛證

腎陽虛證，是指腎臟陽氣虛衰表現的症狀。多由素體陽虛，或年高腎虧，或久病傷腎，以及房勞過度等因素引起。表現為腰膝痠軟而痛，畏寒肢冷，尤以下肢為甚，精神萎靡，面色蒼白或黧黑，舌淡胖苔白，脈沉弱。或男子陽痿，女子宮寒不孕；或大便久泄不止，完穀不化，五更泄瀉；或浮腫，腰以下為甚，按之沒指，甚則腹部脹滿，全身腫脹，心悸咳喘。

治法為溫補腎陽，方藥為金匱腎氣丸加味，常用藥為附子、肉桂、山萸肉、山藥、熟地、雲苓、丹皮、仙靈脾、仙茅等。

2、腎陰虛證

腎陰虛證，是指腎臟陰液不足表現的症狀。多由久病傷腎，或稟賦不足、房事過度，或過服溫燥劫陰之品所致。表現為腰膝痠痛，眩暈耳鳴，失眠多夢，男子遺精早洩，女子經少經閉，或見崩漏，形體消瘦，潮熱盜汗，五心煩熱，咽乾顴紅，尿黃便乾，舌紅

少津，脈細數。

治法為滋補腎陰，方藥用六味地黃湯加味，常用藥為生地、山藥、山萸肉、澤瀉、雲苓、丹皮、知母、龜板等。

3、腎精不足證

腎精不足證，是指腎精虧損表現的症狀。多因稟賦不足、先天發育不良，或後天調養失宜，或房勞過度，或久病傷腎所致。表現為男子精少不育，女子經閉不孕，性功能減退；小兒發育遲緩，身材矮小，智力和動作遲鈍，囟門遲閉，骨骼痿軟；成人早衰，髮脫齒搖，耳鳴耳聾，健忘恍惚，動作遲緩，足痿無力，精神呆鈍等。

腎精不足證的治療以補腎填精為主，常用六味地黃丸：熟地黃、山茱萸（制）、牡丹皮、山藥、茯苓、澤瀉等。

4、腎氣不固證

腎氣不固證，是指腎氣虧虛固攝無權所表現的症狀。多因年高腎氣虧虛，或年幼腎氣未充，或房事過度，或久病傷腎所致。表現為神疲耳鳴，腰膝痠軟，小便頻數而清，或尿後餘瀝不盡，或遺尿失禁，或夜尿頻多；男子滑精早洩，女子白帶清稀，胎動易滑，舌淡苔白，脈沉弱。

治法為固攝腎氣，方藥用金鎖固精丸或大補元煎加減，常用藥為熟地、何首烏、芡實、人參、五味子、益智仁、杜仲、山萸肉。

5、腎不納氣證

腎不納氣證，是指腎氣虛衰，氣不歸元所表現的症狀。多由久病咳喘，肺虛及腎，或勞傷腎氣所致。表現為久病咳喘，呼多吸少，氣不得續，動則喘息益甚，自汗神疲；聲音低怯，腰膝痠軟，

舌淡苔白，脈沉弱；或喘息加劇，冷汗淋漓，肢冷面青，脈浮大無根；或氣短息促，面赤心煩，咽乾口燥，舌紅，脈細數。

治法為納氣歸腎，方藥用七味都氣丸加減，常用藥為胡桃肉、補骨脂、熟地、山萸肉、山藥、茯苓、丹皮、澤瀉、五味子、黨參、黃耆、蛤蚧等。

 表13-2　腎病辨證論治簡表

證型	共有症狀	主證	治則	代表方劑
腎陰虛		五心煩熱、面頰潮紅、盜汗、失眠多夢、遺精、男子不育、女子不孕	滋補腎陰	六味地黃丸
腎陽虛		形寒肢冷、神疲乏力、自汗、陽痿、不孕、舌淡苔白	溫補腎陽	金匱腎氣丸
腎氣不固	腰膝痠軟、頭昏耳鳴、牙齒鬆動、毛髮黏焦	腎陽虛症狀加陽痿、早洩、滑精、小便頻數、失禁或遺尿，女子帶下清稀或滑胎、舌質淡	固攝腎氣	金鎖固精丸、大補元煎
腎不納氣		久病咳、喘，呼多吸少，動則喘甚，神疲自汗	納氣歸腎	七味都氣丸
腎精不足		男子精少不育，女子經閉不孕，性功能減退。小兒發育遲緩、身材矮小、智力和動作遲鈍、囟門遲閉、骨骼痿軟。成人早衰。	補腎填精	六味地黃丸、河車大造丸

第三節　黑色食材養腎

古籍上說：「冬不藏精，春必病溫」，這正應了中醫關於冬季應「腎而養藏」的說法，而我國民間廣為流傳的「今冬進補，明年打虎」、「三九補一冬，來年無病痛」等俗語更為冬季進補提供了佐證。為什麼各個季節都有人做食療食養，獨獨把「進補」的光榮稱號授予冬季呢？這就要回到腎的功能了。

因為「腎為先天之本」，冬季進補正是補腎，而腎藏精、精生髓、髓養骨，腎精決定了人的生殖繁衍、神智精神，決定了心主血、脾攝血、肝藏血、肺氣升降的成敗，腎與五臟六腑全部關係密切，所以補腎實質上就補了全身五臟，當然和獨補其他臟器不可同日而語。所以，與其說是「冬季」獲得了「進補」的榮譽稱號，倒不如說這個獎項是發給腎臟同事的，冬季不過是沾光罷了。另一方面，冬天活動少，體能消耗小，吃進去的營養能夠更多地儲備起來，也適於進補，這也是大家不約而同選擇冬季進補的另一個原因。

按照五行對應，腎臟對應冬季和黑色，所以冬季補腎首選黑色食材。事實上，俗話說：「食以黑為補」、「遇黑三分補」，食材前面加上個黑字就像加了個VIP身分，滋補效果馬上就加強了不少——比如，同樣是雞，這烏雞比普通的雞滋補效果就高；同樣是米，米和黑米之間，價格差異之大就很能說明問題。這也充分表示，即便不講五行對應，大家也一直認為黑色食物是最有食補效果的，現在學習了五行對應，知道黑色食物主要入肝、腎兩大經了。

既然如此，養腎理所當然地要選擇黑色及五行對應的鹹味食材藥材了。

靠黑色的食物來補腎正是「順應天時」的最佳表現，補腎的黑色食物主要有：糧食類的黑豆、黑米、黑芝麻、蕎麥；肉食類的烏骨雞、黑魚、鯽魚、墨魚、田螺、甲魚；蔬菜類的黑木耳、海帶、黑紫色茄子、香菇、靈芝、紫菜；水果類的核桃仁、荸薺、烏梅、黑桑葚、檳榔、板栗，以及調味品類的豆豉、醬油、陳醋、黑砂糖等。

◎ 常用養腎食材

1、黑豆

　　黑豆性平、味甘，入脾、腎經，黑豆具有高蛋白、低熱量的特性。黑豆中的蛋白質含量高達36%～40%，相當於肉類的2倍、雞蛋的3倍、牛奶的12倍；黑豆含有18種胺基酸，特別是人體必需的8種胺基酸；黑豆還含有19種油酸，其不飽和脂肪酸含量高達80%，吸收率高達95%以上，除能滿足人體對脂肪的需要外，還有降低血中膽固醇的作用。

　　此外，黑豆除了含有豐富的蛋白質、卵磷脂、脂肪及維生素外，尚含黑色素及菸酸。中醫歷來認為黑豆為腎之穀，既能補身，又能去疾，主要功效有健脾補腎、祛濕利水、活血通絡、清熱解毒等。對於消渴、頭昏、視物昏花、水腫、脘腹脹滿、黃疸、風濕痹痛、癰癤腫毒、解藥毒等病症皆有一定療效。

　　黑豆基本不含膽固醇，只含植物固醇，而植物固醇不被人體吸收利用，又有抑制人體吸收膽固醇、降低膽固醇在血液中含量的作用。因此，常食黑豆，能軟化血管、滋潤皮膚、延緩衰老，特別是對高血壓、心臟病等患者有益。

　　黑豆中微量元素如鋅、銅、鎂、鉬、硒、氟等的含量都很高，而這些微量元素對延緩人體衰老、降低血液黏稠度等非常重要。黑豆中的粗纖維含量高達4%，常食黑豆，可以提供食物中的粗纖維，促進消化，防止便祕發生。此外，黑豆皮也含有花青素，花青素是很好的抗氧化劑來源，能清除體內自由基，尤其是在胃的酸性環境下，抗氧化效果極好，養顏美容，增加腸胃蠕動。

　　對年輕女性來說，黑豆還有美容養顏的功效。黑豆含有豐富的維生素，其中E群和維生素B群含量最高，維生素E的含量比肉類高5～7倍。眾所周知，維生素E是重要的保持青春健美的物質。古人雖不知道黑豆中含有較多的維生素E，卻從實踐中得知它是一種美容食品，所以在古代藥典上曾記載黑豆可駐顏、明目、烏髮、白嫩皮膚等。

　　要注意的是豆類的嘌呤（purine）含量較高，尿酸過高的人不宜食用太多。黑豆不宜消化，不適宜生吃，尤其是腸胃不好的人吃多了會出現脹氣現象，消化不良者慎用。人們烹飪黑豆時，常常得到一鍋黑水，一般人因厭惡而將其棄置，其實，這鍋黑水正是黑豆精華，它入腎經，治療人們的脾胃兩虛。選購黑豆的時候，如果豆粒表面有研磨般的光澤，表示為存放過久的黑豆，不宜選購。保存時收藏於有蓋容器內，置於陰涼、乾燥、通風處，並注意防蟲、防黴變。在食物搭配方面，黑豆與芹菜、菠菜、蝦皮相剋。

2、黑米

　　俗話說：「遇黑三分補。」按照食物營養價值的一般規律，同一種食物原料，顏色越深的，營養價值越高，所以，黑米的營養價值要遠遠高於精白米。黑米的顏色之所以與其他米不同，主要是因為它外部的皮層中含有花青素類色素，這種色素本身具有很

強的抗衰老作用。研究表明，米的顏色越深，表皮色素的抗衰老效果越強。此外，這種色素中還富含黃酮類活性物質，是白米的5倍之多，對預防動脈硬化有很大的作用。黑米所含錳、鋅、銅等無機鹽大都比米高1～3倍，更含有米所缺乏的維生素C、葉綠素、花青素、胡蘿蔔素及強心苷等特殊成分，因而黑米比普通米更具營養。

多食黑米具有開胃益中、健脾暖肝、明目活血、滑澀補精之功，對於少年白髮、婦女產後虛弱、病後體虛以及貧血、腎虛均有很好的補養作用。長期食用黑米，可治療頭昏、目眩、貧血、白髮、眼疾、腰腿痠軟等。

另外，黑米中含膳食纖維較多，消化速度慢，血糖指數僅為55（白飯為87），因此，吃黑米不會像吃白米那樣造成人的血糖劇烈波動。黑米中的鉀、鎂等礦物質還有利於控制血壓、減少罹患心腦血管疾病的風險。所以，糖尿病患者和心血管疾病患者可以把食用黑米作為膳食調養的一部分。

不過，黑米不容易煮爛，因為它的外部有一層較堅韌的種皮。沒有煮爛的黑米不容易被胃酸和消化酶分解消化，會引起急性腸胃炎及消化不良。所以，食用黑米的時候，要用清水將米稍加淘洗，加入5～7倍溫熱水，浸泡1～3個小時，再配以用量為黑米1/3的精白米，小火煮2小時或用高壓鍋煮30分鐘以上。如果黑米粥中再加入適量的冰糖、紅棗、白果、銀耳、核桃仁、花生米等，營養價值更高。

3、黑芝麻

芝麻分為黑白兩種，食用以白芝麻為佳，入藥則以黑芝麻為宜。

芝麻性平、味甘，入肝、腎經。白芝麻每100克含熱量591千

卡，黑芝麻每100克含熱量545千卡。芝麻種子含脂肪油達60%。油中含油酸、亞油酸、軟脂酸、棕櫚酸、花生酸等，以及甾醇、芝麻素、芝麻林素、芝麻酚、維生素E等，還含有葉酸、煙酸、蔗糖、卵磷脂、蛋白質和多量的鈣等。主要功效為補肝腎，潤五臟等，對於肝腎不足、眩暈、耳鳴、頭痛、風痺麻木、頭髮早白、腸燥便祕、缺乳、高血壓、血小板減少性紫癜等病症有一定療效。長期服用黑芝麻，可補血明目、生津養髮。

常吃芝麻，可使皮膚保持柔嫩、細緻和光滑。芝麻中的維生素E，在護膚美膚中的作用更是不可忽視。它能促進人體對維生素A的利用，可與維生素C產生協力作用，保護皮膚的健康，減少皮膚發生感染；對皮膚中的膠原纖維和彈力纖維有「滋潤」作用，從而改善、維護皮膚的彈性；能促進皮膚內的血液循環，使皮膚得到充分的營養物質與水分，以維護皮膚的柔嫩與光澤。洗澡次數多了會洗去人體表面上的油脂，因脫去油脂而使皮膚顯得較為乾燥的人，可吃些芝麻，能使皮膚看起來更為鮮亮。

如果頭暈眼花或鬚髮早白，用黑芝麻蒸熟炒香，研為細末，持續服用會有理想效果。

有習慣性便祕的人，腸內滯留的毒素會傷害人的肝臟，也會造成皮膚的粗糙，芝麻能滑腸治療便祕，並具有滋潤皮膚的作用。利用節食來減肥的人，由於其營養的攝取量不夠，皮膚會變得乾燥、粗糙。而芝麻中含有防止人體發胖的物質——蛋黃素、膽鹼、肌糖原等，因此芝麻吃多了也不會發胖。口服芝麻提取物有降低血糖、興奮子宮、增加肝糖原和輕度致瀉的作用。長期服用芝麻，對於慢性神經炎、末梢神經麻痺、高血壓等症有一定治療作用。黑芝麻榨出的油也是一種促凝血藥，可用於治療血小板減少性紫癜和出血性疾患等。

要注意的是，泄瀉便溏、皮膚瘡毒、濕疹、牙痛者慎服，體質燥熱者也不宜多服炒後的芝麻。此外，芝麻與烏雞相剋。雖然烏雞與栗子、人參、西洋參、紅豆、綠豆芽、油菜等同時食用對身體有益，但與芝麻不宜同時食用。

4、海帶

　　海帶是一種「海生蔬菜」，海帶性寒、味鹹，入肺、胃、腎經，具有清熱解毒、軟堅散結、利水化痰等功用，適用於水腫、癌症、尿道炎、膀胱炎、高血壓、鼻血、痰熱咳嗽、日本腦炎、頸淋巴結腫、單純性甲腺腫等病症。

　　據現代醫學研究發現，海帶中含有大量不溶於水的褐藻膠類物質，這種物質使海帶不容易煮爛。同時，這種物質能與鎘元素結合而排出體外，因而，海帶可用於治療重金屬元素鎘中毒引起的疼痛。海帶還可以減少一種對人體有毒有害的物質——放射性元素鍶在腸道的吸收。海帶中含有豐富的甘露醇，甘露醇是一種作用很強的滲透性利尿劑，能促進機體的排尿功能，故可使人體內的垃圾及時排出。甘露醇進入人體後，可有效地降低顱內壓、眼內壓，減輕腦水腫、腦腫脹，因而對日本腦炎、急性青光眼及各種原因引起的腦水腫等病症有良效。

　　用海帶煮水服用，還可治療急性腎功能衰竭，防止或延緩機體酸中毒的發生。海帶還含有大量的粗纖維，它可促進胃腸蠕動，加速膽固醇的代謝和排泄，有降低膽固醇的作用。長期服用海帶可預防動脈血管硬化、降低血脂、通便，並使身體強壯有力。在滑膩的食物中摻入一些海帶食用，可以減少脂肪在體內的蓄積，保持體型健美，故常食海帶有一定的減肥作用。近期又發現，海帶提取物對肺癌細胞有明顯的抗癌作用。

不過，要注意的是，海帶性寒，不宜多食，尤其脾胃虛寒者應慎食。另外，海帶中含砷量較高，故海帶要在水中浸泡24小時左右才可食用，以免砷中毒。不僅如此，海帶不要與含維生素C豐富的水果同食，因為砷呈5價狀態（As5+）時無毒，但在大量維生素C的作用下會轉化成有毒的3價砷（As3+）狀態，也就是我們熟悉的砒霜，所以一定要注意。

5、黑木耳

黑木耳性平、味甘，具有滋補潤燥、養血益胃、活血止血、潤肺、潤腸等功用，適用於貧血、高血壓、冠心病、血管硬化、久病體弱、腰腿痠軟、肢體麻木、大便燥結不暢、痔瘡出血、尿血、外傷出血、月經過多、腫瘤等病症。

據現代醫學研究發現，木耳中所含的多糖類物質對腫瘤能產生中和作用，並能提高人體免疫力，具有抗癌作用。脂褐質是機體的一種自身人體垃圾，是人體衰老的主要因素，隨著年齡的增加，這種脂褐質越來越多地沉積於機體的心、肝、腎、腦等重要器官，加速機體衰老的程度。木耳中有一種物質能使體內脂褐質形成的速度減慢。因而，常食木耳可以中和自身人體垃圾，延緩脂褐質在機體的沉積，從而達到抗衰延年的目的。

木耳中還含有一種使人的凝血時間明顯延長的物質，有延緩血液凝固的作用，故能疏通血管，防止血栓形成，對血栓、心肌梗塞的發生有一定的預防作用。木耳中富含發酵素和植物鹼，這兩種物質對人體吸入的纖維織物等異物能產生催化劑的作用，使這些物質在短時間內被分解而排出體外。

要注意的是，木耳有潤腸的功用，故大便不實及久瀉不止者不宜食用。

6、甲魚

甲魚也稱鱉、團魚，《本草綱目》云：「能通任脈，故取其甲以補心、補腎、補血，皆以養陰也。」

甲魚是高蛋白食品，民間稱其為大補之品是有一定道理的，現代醫學研究發現甲魚富含動物膠、角蛋白、銅、維生素D等營養素，能夠增強身體的抗病能力及調節人體的內分泌功能，也是提高母乳品質、增強嬰兒的免疫力及智力的滋補佳品。所以，吃適量甲魚有利於產婦身體恢復及提高母乳品質。

久病體虛的人常吃甲魚可補益氣血，特別是患肺結核的患者，常有消瘦、顴紅、五心煩熱、咳嗽痰血、腰痠乏力、舌紅少苔等症，正符合甲魚養陰潤燥、滋補肝腎的作用。

中醫學認為鱉肉有滋補肝腎、涼血的作用。適用於肝腎陰虛引起的腰膝痠軟、頭暈眼花、遺精盜汗、虛癆咳嗽、午後潮熱以及陰虛引起的婦科崩漏失血等證。

甲魚的腹板稱為「龜板」，是名貴的中藥，有滋陰降火之功效。用於治療頭暈、目眩、虛熱、盜汗等疾患，還對頭顱外傷（例如新生兒頭顱血腫等）遺留下來的頑固性頭痛有很好的療效。龜板膠是大分子膠原蛋白質，含有皮膚所需要的各種胺基酸，有養顏護膚、美容健身之效。當然，龜板是中藥，應該由醫生視具體的情況決定是否使用。

要注意的是，鱉肉有養陰作用，容易「生濕生痰」，有水腫、胸水、腹水、「痰多壅盛」的人不宜多食。此外，鱉肉主要為黏蛋白，中醫有「滋膩障脾」之說，影響消化功能，故對食欲不振、上腹飽脹、消化功能較差的人不適合。鱉肉會影響水液代謝、加重濕濁下泄，故大便溏瀉、小便渾濁、白帶過多者當慎用。在食物搭配方面，鱉肉最好單獨烹製，或蒸或燉，應取鮮活者，且一次不必多

食，以少量間斷應用為宜。忌食死鱉，食死鱉容易中毒。

7、核桃

核桃性溫、味甘，入肺、腎經，主要功效為補氣、養血、潤燥、化痰、利三焦、溫補肺腎、潤腸通便等。

核桃仁每100克中就含有15克的蛋白質，含有豐富的鈣、磷、鋅、錳、鉻等微量元素，不僅對保持心血管健康、保持內分泌的正常功能和抗衰老等產生重要作用，還對健腦有益處，有益於兒童大腦發育，對腦力衰退、神經衰弱、失眠病症有一定的治療作用。

核桃含脂肪高達40%～50%，而核桃油中富含高達90%左右的多種不飽和酸，其中亞油酸含量較多，為普通菜籽油含量的3～4倍。亞油酸是人體必需的脂肪酸，如缺乏必需的脂肪酸，人體所有系統均會出現異常。但人體自身不能合成亞油酸，必須從食物中攝取，而一般的食用植物油如菜籽油不能供給人體正常需要的亞油酸。因此，經常食用核桃調和油，能使高密度脂蛋白水平上升，將膽固醇運送至肝臟進行代謝並排出體外，從而防止膽固醇形成。同時，食用核桃油還能防治高血壓、高血脂症、冠心病、糖尿病、肥胖症等多種常見病症。

核桃中的胺基酸含量豐富，而且種類多，人體所必需的八種胺基酸——纈氨酸、亮氨酸、異亮氨酸、蘇氨酸、苯丙氨酸、色氨酸、甲硫氨酸、賴氨酸等均含有。加上所含的亞油酸、維生素E，更增強了核桃的抗老防衰力。

核桃所含的胡蘿蔔素，可在體內轉化為維生素A，而且核桃所含的鎂能促進體內廢物和毒素的排除。兩者協力作用，使核桃具有抗癌作用。核桃中的萘醌及多糖類物質有抑制癌細胞核分裂的作用，並且核桃對改善某些癌症的臨床症狀（減輕疼痛、提高食欲

等）有明顯效果。臨床也發現常食核桃對食道癌、胃癌、鼻咽癌、肺癌、甲狀腺癌和淋巴肉瘤等癌症均有一定的療效。此外，核桃仁還有抗組織胺作用，能緩解支氣管平滑肌痙攣，從而可用於防治咳喘。

要注意的是，核桃性溫，凡陰虛火旺、痰火內熱、腹瀉便溏者忌食核桃，因其能助火生痰。泄瀉不已者禁用，它不宜與濃茶同食，食過多可引起稀便。很多藥類中含有鐵劑，核桃會與之相抵，所以服藥時不宜食用核桃。核桃也不宜一次吃太多，一般兒童每日吃20～30克、成人每日吃50～100克為宜。

◎ 常用於腎臟的藥材

1、冬蟲夏草

《本草從新》說它性溫、味甘，祕精益氣，專補命門。實驗室發現，蟲草煎劑灌服可減輕藥物所致的大白鼠急性腎損傷，延緩蛋白尿的出現，使血尿素氮上升幅度減慢。

2、細辛

性溫、味辛，功能為溫經散寒、化飲、祛風止痛。實驗室證明，透過給予氨基核苷讓大白鼠腎病變，再注射細辛素，可抑制尿蛋白排泄增加，並能改善血清生化指標。

3、五味子

性溫，味酸、甘，收斂固澀，益氣生津，補腎寧心。實驗室證明，用五味子提取液腹腔注射大白鼠，可抑制腎細胞毒物氨基核苷

所導致的尿蛋白排泄增加，並能改善血清生化指標。

4、蘆筍

蘆筍在肝臟食材裡面介紹過，可降低腎小管的再吸收，有利尿作用。

5、杜仲

性溫、味甘微辛，理氣補血，其製劑對麻醉犬均有利尿作用，且無「快速耐受」現象。

6、澤瀉

性寒、味甘淡，利水滲濕，泄熱通淋，具有利水滲濕的功效。

7、茯苓

對正常兔及正常人都有一定的利尿作用。

8、紫杉

也稱東北紅豆杉，性平、味淡，滲濕利尿，對腎炎水腫、小便不利及糖尿病等症有效。

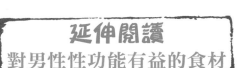

◎此處八大壯陽食材、九大壯陽藥材均為臺灣地區中醫臨床醫學會理事長陳潮宗先生總結，特此說明並致謝。

哪些藥會讓男人不舉

一般，性味涼、冷、寒的藥品，如黃連、龍膽草等，食之易瀉人精氣，造成腎氣大傷、腎氣虛損，進而容易導致陽痿。又因為肝腎同源，肝經通過性器，因此會影響肝腎功能的藥物，都容易產生陽痿的問題，如中藥的黃連子等。

中醫對陽痿的治療，主要是改善體質為主，透過中藥調養及長期食療的方式，補中益氣，強化肝腎功能，從根本解決病因，副作用相對較西藥為小。

八大壯陽食材

1　蝦

不論河蝦、海蝦，煮熟食之皆能補腎壯陽，治陽痿不起。唯陰虛火旺者及皮膚病患者不宜服用。

2　韭菜

又稱起陽草，能溫補肝腎，助陽固精。熟食可治腎陽虛寒的陽痿。飲食上沒有特殊禁忌。

3 腰子

含有豐富的鋅與其他微量元素及礦物質，煮食之能補腎、治腎虛腰痛，但久食或大量食用會有反效果。

4 核桃仁

能潤肺健腎，不論生熟皆能治腎虛膝冷及陽痿遺精等症。要注意痰色黃稠，有痰火熾盛的咳嗽、陰虛火旺的鼻出血者忌用。

5 肉桂

肉桂精油中含有鋅、錳、銅等微量元素，可以溫補腎陽，刺激性激素的分泌。食用上沒有特殊禁忌。

6 魚鰾

黃魚魚鰾若乾燥後油炸，能補虛攝精；鯊魚魚鰾能益腎固精。但食欲不振及痰濕熱盛者忌服。

7 鰻魚

熟食可以益氣血、補虛損，有強精效果。要注意病後脾胃虛弱、痰多者忌服。

8 甲魚

含有許多能抗氧化的維生素，熟食能滋陰補虛，補中益氣，適合氣喘者食用。但若有感染情形或脾胃陽虛、濕寒內盛者，暫時不宜服用。

九大壯陽藥材

1　紫河車

含有許多蛋白質與激素，熟食治虛損陽痿，能補氣益精，提高性功能，在食用上沒有特殊注意事項。

2　淫羊藿

能促進精液分泌，刺激性欲，入藥或配膳可治陽痿不舉。陰虛火盛、陽強易舉者不宜服用。

3　天仙茅

可以壯筋骨，補腎壯陽，對腎虛陽痿、慢性腎炎者有良效。火氣大者不宜食用。

4　巴戟天

含維生素C，能強筋骨，補肝腎，治腎陽不足、陽痿遺精。陰虛火旺者忌服。

5　肉蓯蓉

含有微量的生物鹼，除入藥之外，還可烹煮為藥膳，適用於腎虛陽痿患者。消化器官功能不良、大便稀薄、陰虛火旺者不宜服用。

6　鎖陽

可以益精壯陽，養血強筋，適用於腎虛陽痿患者。腎火旺者禁

用。

7　海馬

海馬含豐富蛋白質，其萃取液中還有類似雄性激素的物質，可補腎壯陽、調氣活血。孕婦及陰虛火旺者不可食用。

8　蛤蚧

其萃取液也有類似雄性激素的物質，可補肺益腎，可熟食或泡酒，對虛勞、咳嗽、陽痿等症有療效，但患有外感風寒者不宜服用。

9　鹿茸

含有鹿茸精，是雄性激素的一種，可生精益血，壯陽健骨。對女性子宮虛冷也有良效。無飲食上的禁忌。

第四節　養腎及相關腎臟疾病對症食譜

中醫範圍內腎臟的問題，除了腎炎、結石之外，還包括生殖系統問題，下面來一一解釋。

一、腎炎

急性腎小球腎炎常被簡稱為急性腎炎，實際上是指一系列發病原因和機理不一，但表現為急性起病，以血尿、蛋白尿、水腫、高

血壓和腎小球濾過率下降為共同特點的腎小球疾病，是3～8歲小兒時期最常見的一種腎臟病。

　　慢性腎小球腎炎，嚴格說來它不是一個獨立性疾病。它是各種病因引起的不同類型的雙側腎小球瀰漫性或局灶性炎症改變，不過較急性的慢一些罷了。可能與溶血性鏈球菌感染有關，而肺炎雙球菌、葡萄球菌、流感嗜血桿菌等也可能引發本病。

　　飲食方面，宜清淡蔬菜、水果。水腫者應忌食鹽，無水腫者也應低鈉飲食。忌高蛋白質食物，但可適度進食蛋白質類食物。

⊙ 對症食譜 ⊙

 1、玉米蟬衣方

◎材料：黃玉米鬚10克、黃玉米30粒，蟬衣3個。
◎做法：將所有原料洗淨，放入砂鍋內加水適量，先用大火煮沸，再用小火煎成湯，取汁，內服，每日一劑。連服一個月。
◎功效：調治腎炎水腫。

2、西瓜茅根湯

◎材料：西瓜皮60克、鮮白茅根75克。
◎做法：西瓜皮洗淨，鮮白茅根洗淨、切段，加水適量，煎湯飲，一日2次。
◎功效：適用於急性腎炎（尤其是血尿患者）。

3、冬瓜大蒜紅豆飲

◎材料：冬瓜125克、紅豆30克、大蒜60克。
◎做法：冬瓜去內瓤、瓜籽，納入大蒜、紅豆，沸水煮兩小時，取汁飲。
◎功效：適用於急性腎炎。

◎ 二、膀胱炎、腎盂腎炎

膀胱炎的病因很多，如膀胱受細菌感染、接觸化學物質或膀胱內異物（如膀胱結石）、卵巢扭轉或破裂等。

腎盂腎炎是腎盂被細菌感染引起的炎症，急性腎盂腎炎常發生於尿道感染後，慢性腎盂腎炎常在尿道長期阻塞後發生。兩者都表現為排尿灼熱，有尿頻、尿急、腰部疼痛感，尿液檢查紅血球、白血球明顯下降等症狀。

飲食方面可進食富含營養的食物，宜清淡素食，多飲茶水，忌菸酒，忌辛辣、刺激食物。

◎ 對症食譜 ◎

1、綠豆湯

◎材料：綠豆60克。
◎做法：綠豆洗淨，加水煮沸，以湯代替茶飲。
◎功效：適用於急性膀胱炎、腎盂腎炎。

2、玉米車前湯

◎材料：黃玉米鬚30克、車前子15克、甘草6克、小茴香3克。
◎做法：將所有原料洗淨，放入砂鍋內加水適量，先用大火煮沸，再用小火煎成湯，取汁，內服。
◎功效：調治膀胱炎、小便疼痛。

3、薺菜湯

◎材料：薺菜200克、番茄200克、薑3片。
◎做法：將水煮開後加入所有材料，大火繼續煮15分鐘左右即可。
◎功效：適用於慢性膀胱炎及腎盂腎炎。

◎ 三、痛經

　　痛經可分為原發性痛經和繼發性痛經。原發性痛經，簡單地說是指在沒有明顯的生殖器器官病變或損傷的情況下，行經前1～2小時開始疼痛。繼發性痛經，多由生殖器官病變所引起，如骨盆腔炎、子宮內膜異位症或黏膜下肌瘤、子宮頸阻塞等，在行經前幾天就感覺痛。

　　飲食方面，注意在月經期間忌食生冷及刺激性食物。

◎對症食譜◎

1、當歸桃仁茶
◎材料：當歸12克、桃仁9克、白芍9克、甘草6克。
◎做法：將桃仁搗碎，甘草用水過濾，然後將所有藥材用400CC開水
　　　　沖泡，蓋上茶杯蓋一刻鐘左右，即可飲用。
◎功效：鎮痛通經。

2、黑豆蛋酒湯
◎材料：黑豆50克、雞蛋1個、米酒100CC。
◎做法：黑豆、雞蛋洗淨放入鍋中，加水適量，用小火煮至雞蛋熟後
　　　　取出，去殼，放入鍋中，再煮一會兒即可。服用時再加入一
　　　　些米酒。
◎功效：調和補中，下氣止痛，適用於痛經女性。

◎ 四、更年期綜合症

　　一般是指婦女停經前後，因為卵巢功能衰退而出現的一系列症狀，主要以自律神經系統紊亂為主，表現為情緒反覆、易發怒等。

　　飲食方面不宜食辛燥刺激之物，多吃有營養、易消化的蔬菜水果類食物。

◎對症食譜◎

1、柴胡虎杖茶

◎材料：柴胡12克、虎杖9克、白朮9克、牡丹皮9克、當歸9克。
◎做法：將所有藥材用水過濾，濾去細渣，放入杯中用400CC開水沖泡一刻鐘左右，即可飲用。
◎功效：疏肝解鬱，調節內分泌，適合更年期女性飲用。

2、黑豆紅棗鵪鶉湯

◎材料：黑豆100克、鵪鶉2隻，陳皮5克、紅棗15枚。
◎做法：將黑豆放入鐵鍋中乾炒至豆衣裂開，再用清水洗淨，晾乾備用。湯鍋上火，加清水適量，大火燒沸，下入黑豆、鵪鶉、紅棗和陳皮，改用中火繼續燉約3小時，加入鹽調味即成。
◎功效：適用於貧血、營養不良性水腫、慢性腎炎、慢性骨盆腔炎、尿道感染、更年期綜合症患者。

◯ 五、白帶異常

　　正常白帶顏色呈白色、無氣味，其量與雌激素濃度高低及生殖器官充血情況有關。白帶異常主要見於生殖道炎症、生殖道腫瘤，也可能由於藥物影響及異物刺激等所致。

　　飲食方面，注意多吃新鮮瓜果蔬菜及清淡飲食，忌辛辣、油膩、生冷類食物。

◎對症食譜◎

1、白果蓮子湯

◎材料：白果6個、蓮子30顆、糖少許。
◎做法：白果去殼，搗碎，同蓮子一起置鍋中燒開，加入適量糖即可。每日服1次，連服1～2週。
◎功效：適用於白帶異常者。

2、紅莧菜汁

◎材料：紅莧菜200克。
◎做法：紅莧菜洗淨，水煎。溫服，每日一劑，連飲數日至數週。
◎功效：治口渴便艱、帶多色黃、濕熱下注型子宮頸癌。畏寒便溏者
　　　　不宜多飲。

◉其他養腎食譜◉

1、玉米衣飲

◎材料：黃玉米衣25克。
◎做法：黃玉米衣清洗乾淨，放入砂鍋內加水適量，先用大火煮沸，
　　　　再用小火煎成湯，內服。
◎功效：調治妊娠小便不通。

2、菱角汁

◎材料：鮮菱角250克。
◎做法：鮮菱角洗淨後，水煎1小時，濾取汁液，加紅糖適量，一天內
　　　　分兩次服完。
◎功效：治月經過多症。

3、玉米鬚飲

◎材料：黃玉米鬚150克。
◎做法：黃玉米鬚清洗乾淨，放入砂鍋內加水適量，先用大火煮沸，
　　　　再用小火煎成湯，內服。
◎功效：調治尿道結石。

4、薑艾茶（薑白茶）

◎材料：薑18克、紅糖50克（兩方中薑與紅糖量都不變）；艾葉9
　　　　克、小茴香9克（或蔥白6根，胡椒粉1小勺）。
◎做法：1.將薑、艾葉和小茴香加水共煎沸後，加入紅糖調味，趁熱
　　　　　服。每日2次，連服一週。
　　　　2.或將薑、蔥白洗淨壓碎入鍋內，加水適量煮開，再加紅糖
　　　　　調味，去渣，加入一點胡椒粉趁熱服。每日3次，連服一
　　　　　週。

◎功效：適用於痛經女性。

5、黑芝麻豬腳湯

◎材料：黑芝麻150克、豬腳500克。
◎做法：將黑芝麻研細末，豬腳洗淨切塊，入鍋，加水1500CC，煮40分鐘，入鹽、調味即成。
◎功效：適用於產婦乳汁不足。

6、黑豆坤草飲

◎材料：黑豆50克、益母草30克、紅糖30～50克、黃酒適量。
◎做法：將益母草洗淨，切成寸段，入瓦煲加水800CC，煎煮半小時以上，去掉渣滓。黑豆洗淨，倒入益母草湯，繼續煎煮至黑豆熟爛為止，調入紅糖、料酒即可。
◎功效：對月經不調、氣血不調等均有療效。

7、香椿樹皮車前草方

◎材料：香椿樹皮30克、車前草30克、川貝10克。
◎做法：將上三味入鍋加適量水，煎湯。溫熱服用。
◎功效：適用於尿道炎、尿道結石。

8、黑芝麻二子湯

◎材料：黑芝麻50克、沙苑子50克、菟絲子30克。
◎做法：上三味藥去雜質研細末，入鍋，加水1000CC，煎煮30分鐘，去渣取藥液（紗布過濾）300CC。一日一劑，早、晚各服150CC。
◎功效：主治少年近視、性功能低下、眩暈症、腰膝無力。

9、黑米桂花粥

◎材料：黑米200克、紅豆20克、蓮子、花生、桂花、冰糖各少許。
◎做法：黑米洗淨，浸泡6小時；紅豆洗淨，浸泡1小時；蓮子、花生洗淨、瀝乾備用。鍋置火上，將黑米、紅豆、蓮子放入鍋中，加水1000CC，大火煮沸後換小火煮1小時。加入花生，繼續煮30分鐘。加入桂花、冰糖，拌勻，煮3分鐘即可。
◎功效：調中解氣、健脾強腎。

10、百合核桃粥

◎材料：鮮百合50克、核桃仁30克、糯米100克、糖50克。
◎做法：鮮百合洗淨，再與核桃仁、糯米同放鍋內加水，大火煮開，再以小火慢熬成粥後加糖。分2次服用。每日1劑，連服一週。
◎功效：適用於更年期綜合症。

11、黑芝麻杏仁米粥

◎材料：黑芝麻100克、甜杏仁20克、米100克、白糖30克。
◎做法：將芝麻、甜杏仁、米去雜質研細末入鍋，加水1200CC，煎煮30分鐘，煮成稠糊狀時加入白糖即成。
◎功效：主治便祕、頭暈。

12、綠豆薏米茯苓粥

◎材料：綠豆30克、薏米50克、茯苓30克、白米100克，糖少許。
◎做法：先將薏米用500CC左右溫水浸泡4小時以上，再直接將薏米及所泡的水入鍋，加入其他材料，同煮成粥，再加點糖調味。分2次食用，連服一週。
◎功效：適用於白帶異常者。

13、玉米黃柏散

◎材料：黃玉米棒90克、黃柏粉60克。
◎做法：將黃玉米棒火燒焦黑，研為細末，與黃柏粉混勻。用溫開水送服黃柏粉、黃玉米棒粉，每次服用3克，每日3次。
◎功效：調治腸炎、痢疾。

14、黑豆紅棗鯉魚湯

◎材料：黑豆60克、鯉魚1條（重約500克）、紅棗15枚、豬瘦肉400克、陳皮10克。
◎做法：炒鍋上火燒熱，放入洗淨的黑豆，用中火炒至黑豆的外衣破裂備用。鯉魚剖殺後，用鹽擦去魚身黏液，沖洗淨，抹乾。起油鍋，將鯉魚煎至微黃，鏟出，用水略沖。鍋洗淨，加水燒沸，下黑豆、陳皮、豬瘦肉片、薑片，先用中火煮1小時，再添適量開水，放入紅棗和煎鯉魚，用小火煮2小時，加鹽調

味即成。

◎功效：適用於慢性腎炎、營養不良性水腫、貧血、月經不調、更年
期綜合症、糖尿病等。

15、鮮鯉魚黃耆湯

◎材料：鯉魚500克、黃耆60克。

◎做法：將鯉魚洗淨去鱗及內臟，黃耆用紗布包紮好，一起入鍋，加
水2000CC，煎煮1小時後去黃耆即成。

◎功效：適用於老年性前列腺肥大。

16、黑米糖藕

◎材料：蓮藕500克、黑米200克、花生粉200克、桂花醬3克，白糖
200克。

◎做法：蓮藕洗淨後，保留每一節的節頭，另一邊則切掉，再將黑糯
米塞入藕孔中，填充時注意不要太用力，留一些空間，再以
木棍輕敲，打碎蓮藕孔，使藕孔堵住，糯米不易流出。將糯
米蓮藕放入鍋內，加水至淹沒，煮約3小時後起出。用小刀輕
輕刮去外皮，切成寬0.6公分的厚片，再用碗扣起來，蓮藕上
面放上桂花醬和白糖，上籠蒸約1個半小時，蒸至白糖溶化。
倒出糖汁，再取出裝盤，四周圍上花生粉即可。

◎功效：滋補腎陽。

17、香椿炒竹筍

◎材料：鮮淨竹筍200克，嫩香椿頭500克。

◎做法：將竹筍洗淨，切成塊；嫩香椿頭洗淨，切成細末，用鹽稍醃
片刻，瀝乾水分，待用。起油鍋，下竹筍略加煸炒，再放香
椿末、鹽、鮮湯，用旺火收汁，加點鹽調味，濕澱粉勾芡，
淋上麻油即可。

◎功效：適用於咳嗽、胃炎、尿道炎、膀胱炎。

18、山藥黑米燉豬肚

◎材料：豬肚一個、山藥50克、黑米200克。

◎做法：先將山藥去皮切成小丁，黑米淘洗乾淨。將洗乾淨的豬肚放
入開水中汆好，撈出來備用。將黑米和山藥放入豬肚內，然
後用小竹棍將口封好後放入鍋內，再放入料酒、蔥、薑後，

用小火燉2個小時，放入鹽、胡椒粉、白糖、雞精等即成，待晾涼後切成薄片食用。

◎功效：滋補腎陽、潤腸通便。

18、黑芝麻桑椹何首烏方

◎材料：黑芝麻30克、桑椹（鮮品）50克、何首烏（鮮品）50克。

◎做法：黑芝麻研細末，與桑椹、何首烏一起入鍋，加水600CC，煎煮20分鐘，去渣取藥液300CC。一日一劑，早、晚各服150CC。

◎功效：適用於頭髮早白、眩暈、便祕、記憶力減退。

19、冰糖甲魚肉

◎材料：活甲魚一隻（250～500克）、冰糖50克、雞湯500克、花椒10粒。

◎做法：將活甲魚斬去頭，剖腹去腸雜，切去腳爪，共切成八塊。起油鍋，下入花椒略炸，放入蔥、薑，煸出香味，再放入甲魚肉、料酒、醬油翻炒，然後放入雞湯、冰糖，旺火燒沸，改用小火煨至熟爛即成。

◎功效：益氣補血，增精生髓。適用於高熱後的虛損和久病體弱者食用。亦可用於咯血、便血的輔助治療。

20、八寶甲魚

◎材料：活甲魚一隻（重約750克）、糯米50克、鮮筍30克、熟火腿25克、水發冬菇15克、薏米15克、芡實15克、黃蛋糕20克、青豆15克、蝦子5克、桂皮3克、八角3克。

◎做法：將甲魚宰殺，先用90℃的熱水浸燙，去淨表層黏液，再入水鍋中燒煮，撈出刮去裙邊上的黑衣，拆除甲魚骨。鍋置旺火上放熟豬油，投入蔥、薑炸香撈出，倒入甲魚肉，加黃酒、桂皮、八角和清水，燒沸後加鹽、醬油、白糖，煮至肉爛，揀去香料。將糯米、薏米、芡實淘洗乾淨，分別上籠蒸熟，把筍、火腿、蛋糕等切成丁。取碗一個，將整香菇整齊排列碗底呈圓形，將甲魚裙邊圍在四周，殽肉切成丁，與八寶配料一起加入熟豬油、蝦子、白糖和部分原湯，拌勻後裝入碗內。上籠蒸熟，取出扣入盤中；鍋置火上放油，將大蒜瓣下油鍋焙熟，撈出，鍋中留底油，放入原湯燒沸，勾芡，淋入芝麻油，澆在甲魚肉上面，撒上白胡椒粉，四周圍襯蒜瓣即

成。
◎功效：滋陰涼血、健脾暖胃、益腎固精。

21、核桃雞丁

◎材料：核桃仁40克、雞肉300克、雞蛋1個。
◎做法：將核桃仁用溫水泡一會兒，剝去外膜皮；雞肉洗淨切丁，用
鹽、黃酒、雞蛋清、濕澱粉調勻漿好。起油鍋，先將核桃
仁炸熟，撈出後放入漿好的雞丁溜熟透，撈出。鍋內留油少
許，放入薑、蔥絲煸香，放入雞丁，用兌好的澱粉汁勾芡，
並投入炸香的核桃仁，透明即可。食用一日一劑，連食三
日。
◎功效：適用於眩暈心悸、小腹冷痛、面色無光華、大便祕結。

22、核桃仁炒韭菜

◎材料：核桃仁100克、韭菜200克。
◎做法：將核桃仁洗淨去皮膜，韭菜洗淨切段，鍋燒熱加入麻油，將
核桃仁入鍋內翻炒後再入韭菜、鹽，再炒至韭菜熟時起鍋，
裝盤。
◎功效：適用於陽痿、遺精、腰膝冷痛、老年入夜多小便。

23、核桃仁豬腰方

◎材料：核桃仁30克、豬腰方（腎）300克、植物油30克。
◎做法：將豬腰方洗淨去雜，切小片。起油鍋，油八成熱時入豬腎，
翻炒幾下，加水100CC，煮沸時加入核桃仁，再翻炒至湯盡
時出鍋裝盤即成。
◎功效：主治陽痿、早洩、婦人白帶增多。

24、黑豆菟絲子方

◎材料：黑豆50克、菟絲子30克（研碎布包），糯米100克。
◎做法：上三味共下鍋，加水煮粥，一般在1小時左右煮熟備用。
◎功效：主治習慣性流產。

25、花菜雞肉鍋

◎材料：花菜225克、綠花椰菜110克、雞腿1隻，玉米半根、胡蘿蔔

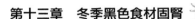

1/3根，木耳1朵。

◎做法：雞腿肉切成小塊，汆水；其餘材料切塊。鍋中加水，放入玉米、雞腿、胡蘿蔔、薑片，煮約20分鐘，再放入花菜、綠花椰菜、木耳續煮約5分鐘，最後加入鹽和酒調味，即可。

◎功效：健脾益胃、補虛、助消化，長期食用可減少乳癌、直腸癌及胃癌等癌症的發病率。

26、亮麗五彩粥

◎材料：黑豆、紅豆、花豆、米豆、綠豆各50克、白米100克。

◎做法：黑豆、紅豆、花豆、米豆、綠豆分別洗淨，浸泡4小時。加適量水把白米煮成粥，然後加入上述材料，再燜煮20分鐘即可。

◎功效：提神益氣，對高血壓、高血脂、冠心病、動脈粥狀硬化、糖尿病等有一定的食療作用，還具有平補肝腎、防老抗癌、降脂降糖、增強免疫力等作用，非常適合中老年人食用。

崔曉麗醫師養生療法經典著作

18K大開本彩色圖解版

健康養生小百科中醫保健書系

中醫無副作用自然療法大解析

附DVD教學彩色圖解工具書

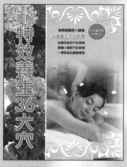

圖解特效養生36大穴
NT：300（附DVD）

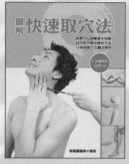

圖解快速取穴法
NT：300（附DVD）

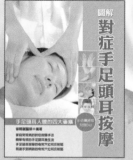

圖解對症手足頭耳按摩
NT：300（附DVD）

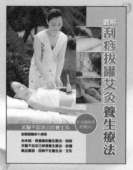

圖解刮痧拔罐艾灸養生療法
NT：300（附DVD）